Marie Busch

Veganismus als Lebensstil

Wie vegane Ernährung die gesamte Lebensweise beeinflusst

Bibliografische Information der Deutschen Nationalbibliothek:

Die Deutsche Nationalbibliothek verzeichnet diese Publikation in der Deutschen Nationalbibliografie; detaillierte bibliografische Daten sind im Internet über http://dnb.d-nb.de abrufbar.

Impressum:

Copyright © Science Factory 2020

Ein Imprint der GRIN Publishing GmbH, München

Druck und Bindung: Books on Demand GmbH, Norderstedt, Germany

Covergestaltung: GRIN Publishing GmbH

Inhaltsverzeichnis

Abbildungsverzeichnis IV

Abkürzungsverzeichnis V

Tabellenverzeichnis VI

Geschlechterdifferenzierung VII

Summary VII

1 Einleitung 1

    1.1 Begriffserklärungen 3

2 Zielsetzung 5

3 Aufbau der Arbeit 6

4 Methodik 7

    4.1 Literaturrecherche 7

    4.2 Qualitative Sozialforschung 7

5 Ergebnisse 16

    5.1 Ergebnisse der Literaturanalyse 16

    5.2 Ergebnisse der qualitativen Sozialforschung 30

6 Zusammenfassung und Diskussion 64

7 Schluss 69

Quellenverzeichnis 71

Abbildungsverzeichnis

Abbildung 1: Ablaufmodell Zusammenfassung (Mayring et al. 2015: 70) 13

Abkürzungsverzeichnis

ADA	= American Dietetic Association
BfR	= Bundesamt für Risikobewertung
BMEL	= Bundesministerium für Ernährung und Landwirtschaft
CO_2	= Kohlenstoffdioxid
bzw.	= beziehungsweise
DGE	= Deutsche Gesellschaft für Ernährung
d.h.	= das heißt
DSW	= Deutsche Stiftung Weltbevölkerung
EFSA	= European Food Safety Authority
et al.	= et alteri
EU	= Europäische Union
e.V.	= eingetragener Verein
ff.	= fortfolgende
g	= Gramm
I.	= Interview
IFH	= Institut für Handelsforschung
IPCC	= Intergovernmental Panel on Climate Change
IVH	= Industrieverband Heimtierbedarf
Kg	= Kilogramm
USA	= USA
VEBU	= Vegetarierbund Deutschland
v. Chr.	= vor Christus
WWF	= World Wide Fund For Nature
Z.	= Zeile
z.B.	= zum Beispiel

Tabellenverzeichnis

Tabelle 1: Analyse der Entstehungssituation 1 10
Tabelle 2: Analyse der Entstehungssituation 2 11

Summary

The topic of my bachelor thesis is

„Veganism as a lifestyle". A combination of literature analysis and qualitative social research led to the results of the work. Within the qualitative social research, four interviews with five persons were conducted. In one interview two people were questioned at the same time. All interviewed people eat vegan, have different ages and are in different stages of their lives.

The results of the work show that the vegan lifestyle usually brings more than the plant based nutrition. One important aspect is to avoid animal suffering caused by industrial animal husbandry. In addition, responsibility and environmental protection were mentioned in the context of the vegan lifestyle.

Most of the participants in the interview accept people who practice other diets. Nevertheless, criticisms and difficulties were addressed. In the interviews the vegetarian and omnivorous diets were addressed. Mostly the criticism relate to the welfare of animals, which is not necessarily given in these diets.

Considering the lifestyle bevor the veganism, almost all of the respondents were vegetarians. Furthermore, the interviews showed that the transition to a vegan lifestyle was triggered by receiving information. The most frequently reason for the vegans is the animal welfare. The protection of the environment and the personal health are important reasons as well. Looking at the changeover to the vegan diet, some of the respondents described it as fast, others as slow. Above all, the emergence of routine helps in the implementation of the vegan lifestyle. In contrast to that, eating outside is a point that can make the vegan diet difficult.

Questions about the communication with outsiders made clear that the interviewees avoid active communication about their lifestyle. However, if people show a serious interest in the vegan diet, they all are open to talk about it. Looking at the personal environment of the respondents, there were both negative and positive reactions about their vegan lifestyle. A good way to transport the veganism to other people, is to represent it in a positive way.

In general the veganism has not just positive aspects. Some negative points that were mentioned are the extreme unity of some vegans as well as the lack of acceptance of others. Nonetheless, there are many positive aspects that veganism brings to the respondents. None of them can imagine changing their lifestyle anymore. A advise to people who are interested in the change to a vegan diet, is the slow conversion and good information.

The bachelor thesis points out, that veganism not only concerns nutrition, it also refers to many other aspects of life. The veganism can be seen as a lifestyle.

Geschlechterdifferenzierung

In dieser Bachelorarbeit werden aus Gründen der besseren Lesbarkeit personengebundene Sprachweisen, die sich zugleich auf Frauen und Männer beziehen, generell nur in der männlichen Sprachform aufgeführt und gelten für alle Geschlechter.

1 Einleitung

Die vegane Ernährung – „sie wird – ähnlich wie andere vegetarische Kostformen – in der Bevölkerung der westlichen Welt immer häufiger praktiziert" (Richter et al. 2016: 1). Mit diesem Satz leitet die *Deutsche Gesellschaft für Ernährung e.V.* ihre aktuelle Position zur veganen Ernährung ein. Gesellschaften wie die *DGE* haben erkannt, dass der Veganismus immer mehr an Bedeutung gewinnt. Auch das *Bundesinstitut für Risikobewertung* geht davon aus, dass sich ein wachsender Anteil der Bevölkerung für eine vegane Ernährung entscheidet (BfR 2017: 7). Laut dem Marktforschungsinstitut *Skopos* leben 1,3 Millionen Menschen in Deutschland vegan (Skopos 2016). Aufgrund dieser Entwicklung können vegane Lebensmittel nicht mehr nur in Bio- oder Naturkostläden erworben werden, sondern auch in klassischen Supermärkten und Discountern. (Kreutz 2017)

Eine Marktforschung des *Instituts für Handelsforschung in Köln* zeigt, dass immer mehr alternative Produkte im Lebensmittelbereich gekauft werden. Somit wird von einem Umsatz von 454 Millionen Euro gesprochen, die im Jahr 2015 durch vegetarische und vegane Lebensmittel erwirtschaftet wurden. Das entspricht einem Wachstum von 25,9% im Vergleich zum Vorjahr. (IFH Köln 2016: 2)

Der *Vegetarierbund Deutschland* spricht zudem noch weitere Bereiche an, in denen der vegane Trend Zuwachs erhält. 2016 gab es 211 Veröffentlichungen von veganen Kochbüchern im deutschen Buchhandel, das waren 92 Exemplare mehr als im Vorjahr. Auch in der Gastronomie ist eine vegane Bewegung zu beobachten, so gab es im Jahr 2016, nach Informationen des VEBU, 161 vegane Gastronomiebetriebe in Deutschland. (VEBU 2016)

Das sind nur einige Aspekte, die zeigen, Veganismus ist im Trend. Trotz dieser Entwicklung gehen die Meinungen über vegetarische bzw. vegane Ernährungsformen weit auseinander.

So erkennt die *DGE*, als die bedeutendste deutsche Ernährungsgesellschaft, die Aktualität des Themas in ihrer aktuellen Position an, äußert sich aber dennoch kritisch. Folglich positioniert sich die *DGE* zur veganen Ernährung:

> „Bei einer rein pflanzlichen Ernährung ist eine ausreichende Versorgung mit einigen Nährstoffen nicht oder nur schwer möglich (...) für Schwangere, Stillende, Säuglinge, Kinder und Jugendliche wird eine vegane Ernährung von der *DGE* nicht empfohlen" (Richter et al. 2016: 1).

In Hinsicht auf die vegetarische Ernährung, die ebenfalls lange Zeit als kritisch betrachtet wurde, hat sich die Empfehlung der *DGE* gewandelt. In einem Interview mit dem *Vegetarierbund Deutschland* aus dem Jahr 2010, beschreibt die Pressesprecherin Antje Gahl, im Namen der *DGE*, eine ausgewogene vegetarische Kost als bedenkenlos möglich. (VEBU 2010)

Die amerikanische *Academy of Nutrition and Dietetics* beschreibt in ihrer Position „Vegetarian Diets" vegetarische Ernährungsformen als geeignet für alle Lebensphasen, einschließlich Schwangerschaft, Stillzeit, Säuglings-, Kindes- und Jugendalter, wenn diese gut geplant ist.

> „Well-designed vegetarian diets that may include fortified foods or supplements meet current nutrient recommendations and are appropriate for all stages of the life cycle, including pregnancy, lactation, infancy, childhood, and adolescence" (Academy of Nutrition and Dietetics 2015: 801).

Im Fazit der Stellungnahme wird auch explizit die vegane Ernährungsform mit einbezogen.

> „(...) well designed and thought out, vegetarian and vegan intakes provide adequate nutrition for all cycles of life (...)" (Academy of Nutrition and Dietetics 2015: 808).

Schon im Jahr 2003 zeigt eine gemeinsame Veröffentlichung der *Academy of Nutrition and Dietetics* und der kanadischen Organisation *Dietitians of Canada*, dass auch die kanadische Gesellschaft für Ernährung mit dieser Meinung kooperiert.

> „Well-planned vegan and other types of vegetarian diets are appropriate for all stages of the life cycle (...)". (ADA 2003: 748)

Zudem wird in der Position aus dem Jahr 2003 schon im ersten Satz erwähnt, dass solche Ernährungsformen sogar gesundheitliche Vorteile haben können.

> „It is the position of the *American Dietetic Association* and *Dietitians of Canada* that appropriately planned vegetarian diets are healthful, nutritionally adequate, and provide health benefits in the prevention and treatment of certain diseases". (ADA 2003: 748)

Trotz der unterschiedlichen Meinungen und Positionierungen zum Veganismus wird durch die Veröffentlichungen großer Ernährungsgesellschaften vor allem ein Punkt deutlich. Das Thema rund um eine vegane Lebensweise gewinnt immer mehr an Bedeutung. Die zuvor genannten Zahlen zeigen, dass das Thema so aktuell ist, wie noch nie. Aufgrund dieser aktuellen Präsenz wird in dieser Bachelor Thesis der „Veganismus als Lebensstil" thematisiert. Weiterhin wird der Fragestellung nachgegangen, „welche Faktoren derzeit vegane Lebensstile gestalten"? Dabei sollen Antworten nicht nur über den aktuellen Stand der Forschung, sondern auch über die Methode der qualitativen Interviews, generiert werden.

1.1 Begriffserklärungen

1.1.1 Vegetarismus

Der Begriff **„Vegetarier"** oder **„Vegetarismus"** entstand aus einer Wortschöpfung aus den Worten *vegetable* (=pflanzlich) und der Endung *-arian*. Das Wort *vegetable* geht auf die Sprachwurzel der lateinischen Begriffe *vegetare, vegetus* und *vegere* zurück, welche alle unter der Bedeutung „beleben" oder „lebendig" zusammengefasst werden können. Der Vegetarismus ist somit schon durch den Ursprung des Wortes durch eine **„lebendige"** und **„belebende"** Ernährung und Lebensweise gekennzeichnet. (Leitzmann et al. 2010: 18)

Beim Vegetarismus handelt es sich um eine Ernährungsweise, bei der sich anhand der verzehrten Lebensmittel, unterschiedliche Formen ergeben. Die vegetarische Kostform kennzeichnet sich durch den ausschließlichen oder überwiegenden Verzehr von pflanzlichen Lebensmitteln. Je nach Form des Vegetarismus werden aber auch Produkte die von Tieren stammen, wie Milch und Milchprodukte, Eier und Honig gegessen. Gemeinsam ist jedoch allen vegetarischen Kostformen der Verzicht auf Fleisch und Fisch. (Leitzmann et al. 2010: 20)

Aus den unterschiedlichen Formen der vegetarischen Ernährung ergeben sich vier Untergruppen. Dabei verzehren die *Lakto-Ovo-Vegetarier* neben pflanzlichen Lebensmitteln auch Milch und Milchprodukte sowie Eier. Die Gruppe der *Lakto-Vegetarier* meidet zusätzlich noch den Konsum von Eiern. Im Gegensatz dazu lehnen *Ovo-Vegetarier* Milchprodukte ab, essen jedoch Eier. Die *Veganer*, deren Ernährung auch als strenge Form des Vegetarismus bezeichnet wird, ernährt sich ausschließlich von pflanzlichen Lebensmitteln. (Leitzmann et al. 2010: 20)

1.1.2 Veganismus

Der Begriff **„vegan"** ist eine Zusammenziehung der Bezeichnung **„vegetarian"** und entstand im Jahr 1944. Erstmals verwendet wurde der Begriff von Donald Watson, der im selben Jahr die *Vegan Society* in England gründete. (Leitzmann 2018: 14)

Die grundsätzliche Definition zur veganen Ernährung besagt, dass diese durch den ausschließlichen Verzehr von pflanzlichen Lebensmitteln gekennzeichnet ist (Richter et al. 2016: 1). Somit verzichten Personen, die nach einem veganen Lebensstil leben, auf alle tierischen Produkte (Biesalski et al. 2015: 350). Außerdem verwenden viele Veganer keine von Tieren stammenden Materialien, wie Wolle oder Leder. Auch bei Reinigungsmitteln wird auf tierische Bestandteile verzichtet. (Leitzmann et al. 2010: 20)

Claus Leitzmann unterteilt die Gruppe der Veganer in seinem Werk „**Veganismus**" in acht Kategorien. Dabei verzichten die *konsequenten Veganer* nicht nur auf Lebensmittel tierischer Herkunft, sondern auch auf alle Produkte die direkt von Tieren stammen oder bei ihrer Herstellung damit in Kontakt kamen. Weiterhin setzt sich diese Gruppe auch für globale Anliegen ein und stellt sich strikt gegen Einrichtungen, die Tiere ausbeuten. Die Kategorie der sogenannten *Pudding-Veganer* ernährt sich zwar pflanzlich, greift aber zu stark verarbeiteten Lebensmitteln, die den Anspruch an eine abwechslungs- und nährstoffreiche Ernährung nicht erfüllen. Die *Fuganer*, auch als *Frutarier* bekannt, beschränken ihre Nahrungsauswahl zusätzlich und verzehren nur, was ohne Beschädigung der Pflanzen geerntet werden kann. *Roh-Veganer* nehmen nur unerhitzte pflanzliche Lebensmittel zu sich. Die *Honig-Veganer* bzw. *Pesco-Veganer* konsumieren, trotz ihrer ansonsten veganen Ernährung, Honig bzw. Fisch. Als *Flexiganer* werden Personen bezeichnet, die sich meist vegan ernähren, diese Ernährungsform aber durch den gelegentlichen bis seltenen Verzehr von tierischen Produkten unterbrechen. Die letzte Untergruppe stellen die sogenannten *Freeganer* dar, die die Überproduktion und die Verschwendung von Lebensmitteln beklagen, meist aber keine konsequenten Veganer sind. Diese Gruppe lebt von abgelaufenen und weggeworfenen Produkten der Supermärkte und baut teilweise Lebensmittel selbst an. (Leitzmann 2018: 14 ff.)

1.1.3 Lebensstil

Als Lebensstil werden typische Regelmäßigkeiten bezeichnet, die den Alltag einer Person gestalten (Schäfers et al. 2016: 270). Die Hauptfunktion eines Lebensstils ist vom Standpunkt des Handelnden die Sicherung und Vermittlung personaler und sozialer Identität. (Lüdtke 1989: 40). Zudem beschreibt Lüdtke den Lebensstil als das Ergebnis der Vermittlung personaler und sozialer Identität, aber auch als Verbindung zwischen der Darstellung von Individualität und der Darstellung sozialer Zugehörigkeit (Lüdtke 1989: 74).

2 Zielsetzung

Das Forschungsvorhaben meiner Bachelorarbeit ist es, der aktuellen Präsenz des Veganismus und ebenfalls der Frage nachzugehen, was mit der Entscheidung zu einem solchen Lebensstil zusammenhängt und welche Faktoren diesen weiterhin beeinflussen. Durch meine Arbeit möchte ich zusammentragen, welche Aspekte des Veganismus in der Wissenschaft bereits thematisiert werden. Weiterhin möchte ich den Fokus auf die Ergebnisse der qualitativen Sozialforschung legen, die in Form von vier Interviews stattgefunden hat. Darüber soll folglich herausgestellt werden, was Betroffene zur Wahl ihres veganen Lebensstils bewegt hat und wie sich die Umstellung und deren jetzige Situation angefühlt hat bzw. anfühlt. Durch die Daten, die aus Gesprächen mit Veganern generiert werden, soll in der Arbeit der aktuelle Stand der Wissenschaft zum Thema des Veganismus ergänzt und erweitert werden.

3 Aufbau der Arbeit

Die Bachelorarbeit gliedert sich grundsätzlich in acht Hauptkapitel. In Kapitel eins findet die Einbettung in das Thema „Veganismus als Lebensstil" statt. Zudem findet hier die Definition und Erläuterung thematisch relevanter Begriffe statt. Kapitel zwei und drei thematisieren die Zielsetzung und den Aufbau der Arbeit. Das vierte Kapitel dreht sich um die methodische Erläuterung, wobei genau beschrieben wird, welche Methoden bei dieser Arbeit eingesetzt wurden. Folglich unterteilt sich das Kapitel in die Literaturrecherche sowie die qualitative Sozialforschung. Im anschließenden Ergebniskapitel werden die generierten Daten, dargestellt. Auf Grund der zwei unterschiedlichen Methoden gliedert sich dieses fünfte Kapitel ebenso in zwei Unterkapitel. In Kapitel sechs werden die Ergebnisse zusammengefasst und kritisch reflektiert. Der Schluss rundet die Arbeit thematisch ab. Die Summary des letzten Kapitels gibt eine kurze englische Zusammenfassung der Arbeit. Im Quellenverzeichnis werden alle verwendeten Onlinequellen und Literaturquellen aufgeführt.

4 Methodik

Die Themenfindung der Bachelor Thesis ergab sich in einem zweiwöchigen Prozess. Zunächst wurden durch Brainstorming Ideen für mögliche Themen generiert. Dabei fiel mein Interesse besonders auf die Ernährungs- bzw. Lebensform des Veganismus. Im Anschluss wurde das Thema konkretisiert und der Titel der Bachelorarbeit „Veganismus als Lebensstil" entstand. Für diese Arbeit wurde sowohl Literaturrecherche betrieben, als auch Interviews im Rahmen der qualitativen Sozialforschung durchgeführt. Der methodische Teil sowie der Ergebnisteil lassen sich demnach in diese beiden Bereiche unterteilen. Im Folgenden werden diese genutzten Methoden beschrieben.

4.1 Literaturrecherche

Die Literaturrecherche stellt einen der ersten Schritte in der Konkretisierung einer Untersuchung dar und dient der Suche nach themen- bzw. fragestellungsrelevanten Informationen (Rogge 1995: 20). Bei dieser Arbeit war dementsprechend die Literaturrecherche das erste methodische Vorgehen, wodurch erste Daten zum Thema der Bachelor Thesis generiert wurden. Dabei entstand zunächst das Kapitel zum historischen Hintergrund des Veganismus. Zudem wurde die aktuelle Situation sowie allgemeine Merkmale des Veganismus dargestellt. Über die Methode konnten weiterhin hauptsächlich die Motive herausgearbeitet werden, die laut Wissenschaft zu einem veganen Lebensstil führen. Bei der Suche nach relevanten Informationen wurden neben der Analyse ausgewählter Fachliteratur ebenfalls Online-Quellen verwendet. Dabei ist zu beachten, dass verwendete Quellen von Organisationen wie beispielsweise dem *WWF*, dem *Vegetarierbund Deutschland* oder dem *Bund für Umwelt und Naturschutz* nicht objektiv sind, da diese Organisationen ein bestimmtes Anliegen haben bzw. ein bestimmtes Ziel verfolgen.

4.2 Qualitative Sozialforschung

Neben den Recherchearbeiten stellt das qualitative Interview die zweite gewählte Methode zur Gewinnung von Daten für diese Bachelor Thesis dar. Bei qualitativen Daten handelt es sich um „wissenschaftliche Beschreibungen eines sozialen Gegenstandes" (Heinze 2001: 13).

Ein sozialer Gegenstand meint dabei „Menschen, Handlungen und die Formen der Vergesellschaftung, die Menschen eingehen oder denen sie unterworfen sind" (Heinze 2001: 14).

Die qualitative Sozialforschung steht in Abgrenzung zur quantitativen (Strübing 2013: 1). Im Gegensatz zur quantitativen Sozialforschung hat die qualitative ein anderes Erkenntnisziel, außerdem wird hierbei mit einer wesentlich kleineren Fallzahl gearbeitet. Bei der quantitativen Forschung bestehen bereits Theorien, aus denen dann Hypothesen zu einem interessanten sozialen Sachverhalt entwickelt werden, die mithilfe von Variablen überprüft werden sollen. Die qualitative Sozialforschung zielt gegenteilig dazu nicht auf die Überprüfung, sondern auf die Entdeckung von Theorieaussagen ab. (Brüsemeister 2008: 19)

Allgemein stellen Befragungen eine häufig verwendete Technik in der empirischen Sozialforschung dar, mit deren Hilfe Fakten, Wissen, Meinungen, Einstellungen oder Bewertungen sozialer Gruppen ermittelt werden. Dazu zählen auch offene, auf qualitativen Methoden basierende Interviews. (Brüsemeister 2008: 15)

Das qualitative Interview zielt bewusst darauf ab, die Fragen an die Interviewsituation angepasst zu formulieren. Bei standardisierten Befragungen, wie z.B. Fragebogenerhebungen, sind mögliche Antwortalternativen bereits vorformuliert und die Antworten damit eingeschränkt. Im Gegensatz dazu sollen die Befragten bei qualitativen Interviews ihre Antworten selbst formulieren. (Strübing 2013: 81)

Eine typische Form qualitativer Forschungsinterviews stellen Leitfadeninterviews dar, gekennzeichnet sind diese durch die Nutzung eines Interviewleitfadens (Strübing 2013: 92). Eine weitere häufig verwendete Variante ist das Experteninterview, das als Untertyp zur Gruppe der Leitfadeninterviews zählt. Als Experten gelten hierbei Menschen, die im untersuchten Handlungsfeld eine besondere Position einnehmen, in der sie über Wissen verfügen, über das andere nicht ohne weiteres verfügen. (Strübing 2013: 96)

Im untersuchten Handlungsfeld meiner Bachelorarbeit sind Experten demnach Personen, die selbst eine Position im Bereich des Veganismus belegen und über Wissen darüber verfügen. Ich habe die Methode der qualitativen Experteninterviews gewählt, da ich Motive und Auslöser direkt von Personen erfahren möchte, die sich zu einem veganen Lebensstil entschieden haben. Weiterhin sollte mit den Betroffenen darüber gesprochen werden, welche Möglichkeiten und Schwierigkeiten der Veganismus mit sich bringt. Im Zuge dessen wurden vier leitfadengestützte Interviews mit Personen durchgeführt, die den Veganismus als Lebensstil angenommen haben. Dafür wurde zunächst ein allgemeiner Leitfaden erstellt, der für alle Interviews verwendet wurde. Dieser vermittelt zwischen den beiden gegensätzlichen Anforderungen, der Strukturiertheit und der Offenheit, die im Interview relevant sind. Außerdem enthält der Leitfaden eine Reihe relevanter Themen und Fragerichtungen, ohne aber die Frageformulierung und die Themenabfolge einzuschränken. Zentrale Fragen, die im Interview auf jeden Fall thematisiert werden sollen, werden im Leitfaden ausformuliert. In Stichworten können auch Ergänzungs- und Vertiefungsfragen im Leitfaden verzeichnet werden. Mögliche Antwortalternativen werden ebenfalls notiert. (Strübing 2013: 92/93)

Für die Erstellung der Leitfäden wurden zunächst Überkategorien gebildet, die die im Interview zu behandelten Themen voneinander abgrenzen und zu einer übersichtlicheren Struktur beitragen. Zu jeder Kategorie wurden passende Fragen zugeordnet. Anschließend wurden Unterkategorien mit konkreten Fragen zur passenden Leitfrage erstellt, diese stellen die Ergänzungs- und Vertiefungsfragen dar. In der Spalte „Check" wurden Stichwörter und Antwortmöglichkeiten aufgezählt, die aus den Augen des Interviewers zu erwarten waren. Diese Spalte sollte dem Interviewer zur Überprüfung dienen, welche Aspekte bereits genannt wurden bzw. was nochmal durch genaueres Nachfragen erfasst werden musste. Der Leitfaden wurde für jedes Interview verwendet, um eine einheitliche Ausgangssituation zu schaffen. Allerdings wurde die Fragestellung an die jeweiligen Interviewpartner bzw. die jeweilige Interviewsituation angepasst.

Bei der Durchführung der Interviews ist die Rolle des Interviewers von Frage zu Frage zu moderieren, dabei den Gesprächsfluss zu erhalten und zugleich möglichst alle geplanten Themen im Interview zu bearbeiten (Strübing 2013: 93).

Nach der Durchführung der Interviews wurden diese verschriftlicht. Im Anschluss erfolgte die Auswertung der Interviews. Dabei wurde nach der qualitativen Inhaltsanalyse nach Mayring vorgegangen. Die Inhaltsanalyse ist eine Auswertungsmethode, was bedeutet, dass mit bereits fertigem sprachlichen Material gearbeitet wird. Zu Beginn muss zunächst festgelegt werden, welches Material der Analyse zugrunde liegt. (Mayring et al. 2015: 54)

4.2.1 Festlegung des Materials

Im Falle dieser Bachelor Thesis stellen die Verschriftlichungen der durchgeführten Interviews das zu analysierende Material dar. Insgesamt sind vier solcher Verschriftlichungen vorhanden.

4.2.2 Analyse der Entstehungssituation

Für die Interviews wurden fünf Personen ausgewählt, die einen veganen Lebensstil führen. Die Befragten stellen Personen unterschiedlichen Alters und Geschlechts dar. Des Weiteren gehören sie dem Lebensstil des Veganismus unterschiedlich lange an. Die Interviewpartner befinden sich in unterschiedlichen Lebensphasen, um mögliche Unterschiede von Motiven und Beweggründen sowie deren Stimmungen über den Veganismus festzustellen. Tabelle 1 fasst die Interviewpartner mit ihren Daten zusammen. Die Interviews fanden auf freiwilliger Basis statt und wurden persönlich oder telefonisch durchgeführt. Die ersten drei Interviews fanden traditionell in einer Zweiersituation statt, d.h., dass nur zwei Personen am Interview teilnehmen, der Interviewer und der Befragte. Das vierte Interview fand mit zwei Befragten gleichzeitig statt, da diese in einer Partnerschaft leben und deren veganer Lebensstil somit im gleichen Lebensraum stattfindet. Wenn zwei oder mehr Interviewte gleichzeitig befragt werden, spricht man von einem

„Gruppeninterview"

(Mey et al. 2007: 265). Die Rahmenbedingungen der Interviews sind Tabelle 1 zu entnehmen.

Interview Nr.	Interviewer	Pseudonym der Befragten	Alter	Geschlecht	Veganismus seit
Interview 1	Marie Busch	Lisa Münster	28	weiblich	½ Jahr
Interview 2	Marie Busch	Max Lückner	34	männlich	6 Jahren
Interview 3	Marie Busch	Lisa Prezi	25	weiblich	4 Jahren
Interview 4	Marie Busch	Nadja Ludwig	42	weiblich	7 Jahren
		Jörg Steffens	44	männlich	7 Jahren

Tabelle 1: Analyse der Entstehungssituation 1

Interview Nr.	Interviewsituation	Rahmenbedingungen
Interview 1	Persönlich	Datum: 31.01.2019 Dauer: 33 Minuten
Interview 2	Telefonisch	Datum: 10.02.2019 Dauer: 68 Minuten
Interview 3	Telefonisch	Datum: 20.02.2019 Dauer: 50 Minuten
Interview 4	Telefonisch	Datum: 29.02.2019 Dauer: 69 Minuten

Tabelle 2: Analyse der Entstehungssituation 2

4.2.3 Formale Charakteristika des Materials

Die Interviews wurden während der Durchführung digital aufgezeichnet und anschließend ohne Software transkribiert. Dabei wurden die Transkriptionsregeln von Lamnek beachtet (Lamnek et al. 2016). Transkriptionen sind Verschriftlichungen gesprochener (Alltags-) Sprache (Strübing 2013: 105).

4.2.4 Richtung der Analyse

In einem weiteren Schritt muss die Richtung der Analyse beschrieben werden, denn bei sprachlichem Material können Aussagen in verschiedene Richtungen getroffen werden. So kann der im Text behandelte Gegenstand beschrieben werden, aber auch der Textverfasser oder die Wirkung auf die Zielgruppe. (Mayring et al. 2015: 58)

Durch die Interviews sollen die Befragten angeregt werden, über ihre vegane Lebensweise zu berichten. Grundsätzlich soll die Analyse das im Interview behandelte Thema bzw. den behandelten Gegenstand des Veganismus aus Sicht der befragten Personen berücksichtigen.

4.2.5 Theoretische Differenzierung der Fragestellung

Weiterhin kann durch die theoriegeleitete Differenzierung der Fragestellung festgelegt werden, was durch die Interviews herausgefunden werden soll. So wurde vorrangig abgefragt, wie sich der vegane Lebensstil der befragten Personen gestaltet, was deren Beweggründe sind und wie deren physische und psychische Verfassung durch den Lebensstil aussieht. Dabei soll besonders darauf geachtet werden, ob sich die Motive der Befragten mit den in der Literatur beschriebenen Motiven decken. Weiterhin soll berücksichtigt werden, welche Faktoren vegane Lebensstile gestalten. Theoriegeleitet bedeutet in diesem Fall, dass die Interviews mit einem aus der Theorie entwickelten Leitfaden durchgeführt wurden, dessen Kategorien dann auch in der Inhaltsanalyse berücksichtigt werden. (Mayring et al. 2015: 59/60)

4.2.6 Analysetechnik und Ablaufmodell

Im Folgenden musste die passende Analysetechnik sowie das Ablaufmodell bestimmt werden. Zuvor mussten jedoch die passenden Analyseeinheiten festgelegt werden. Dabei legt die sogenannte Kodiereinheit fest, welches der kleinste Textbestandteil ist, der zur Analyse herangezogen werden darf. Im Gegensatz dazu legt die Kontexteinheit den größten Textbestandteil fest. Im Falle dieser Arbeit stellt die kleinste mögliche Texteinheit ein Wort dar und ist somit die Kodiereinheit. Die Aussage einer Person auf eine Frage wurde als Kontexteinheit festgelegt. Diese können aus mehr als einem Satz bestehen und sich über mehrere Zeilen ziehen. Auch eine sprachliche Unterbrechung durch den Interviewer ist dabei denkbar. Zusätzlich legt die Auswertungseinheit fest, welche Textteile nacheinander ausgewertet werden, die bei dieser Arbeit die einzelnen Transkripte der vier Interviews darstellen. (Mayring et al. 2015: 61)

Grundsätzlich sind bei dem Umgang mit sprachlichem Material drei voneinander unabhängige Grundformen des Interpretierens zu unterscheiden. Die Zusammenfassung, die Explikation und die Strukturierung. Bei der zusammenfassenden Analyse wird versucht das gesamte Material zu berücksichtigen und durch systematisches Vorgehen auf das Wesentliche zu reduzieren. So soll ein überschaubarer Corpus geschaffen werden, der aber immer noch das ursprüngliche Material abbildet. Die Explikation dient durch zusätzliches Material zur genaueren Erläuterung von fraglichen Textstellen. Bei der Strukturierung sollen Aspekte aufgrund zuvor festgelegter Kriterien herausgefiltert werden. (Mayring et al. 2015: 67/68)

Als Interpretationsanalyse wurde bei dieser Arbeit die Zusammenfassung gewählt. Dabei wurde nach dem Ablaufmodell der zusammenfassenden Inhaltsanalyse von Mayring vorgegangen (siehe Abbildung 1).

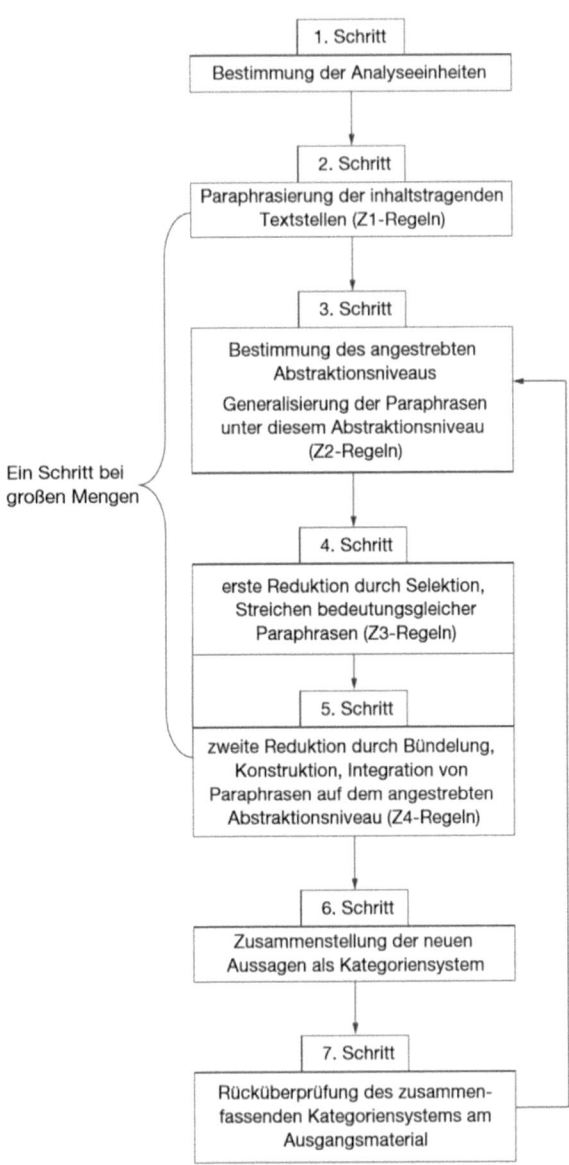

Abbildung 1: Ablaufmodell Zusammenfassung (Mayring et al. 2015: 70)

Die im Ablaufmodell als Schritt eins beschriebene Bestimmung der Analyseeinheit fand bereits statt. In Schritt zwei, der Paraphrasierung, wurden alle vier Transkripte nacheinander Zeile für Zeile durchgegangen. Alle inhaltstragenden Textbestandteile wurden dabei auf eine einheitliche und grammatikalisch richtige Kurzform gebracht. Wiederholungen, ausschmückende sowie wenig inhaltstragende Bestandteile der Transkripte wurden gestrichen. Unter dem zuvor bestimmten Abstraktionsniveau konnten die Paraphrasen generalisiert werden. (Mayring et al. 2015: 70)

Die genaue Bestimmung des Abstraktionsniveaus oder auch Abstraktionsebene genannt, ist bei der zusammenfassenden Inhaltsanalyse ein wichtiger Bestandteil (Mayring et al. 2015: 69). Zu Beginn wurde das Niveau noch nicht zu hoch gesetzt. Die Paraphrasen waren somit noch sehr nah am Text formuliert. Anschließend fand die erste Reduktion statt, bei der bedeutungsgleiche Paraphrasen innerhalb einer Auswertungseinheit gestrichen wurden. Durch eine Heraufsetzung des Abstraktionsniveaus, können ebenfalls Paraphrasen gestrichen werden, die nun als unwesentlich erscheinen. Durch die zweite Reduktion können Paraphrasen zusammengefasst werden. Die Erhöhung der Abstraktionsebene war in diesem Falle dazu da, Aussagen zu verallgemeinern, so wurde beispielsweise **„Vermeidung von Tierleid"** und **„Schutz der Tiere"** unter dem Begriff Tierschutz zusammengefasst. Das Ablaufmodell besagt, dass bei großen Mengen die Schritte zwei (Paraphrasierung) bis fünf (zweite Reduktion) zu einem Schritt zusammengenommen werden können. (Mayring et al. 2015: 71/72)

Bei dieser Arbeit wurden aufgrund dessen schon bei der Durcharbeitung des Textes bedeutungsgleiche Textstellen nicht in die Paraphrasierung mit aufgenommen. Dennoch fanden die Generalisierung und die beiden Reduktionsschritte mit den vorhandenen Paraphrasen statt. Durch dieses Vorgehen konnten aus jedem Transkript Kategorien herausgearbeitet werden.

Zur weiteren Reduktion und zur besseren Zusammenfassung wurde das Abstraktionsniveau erneut heraufgesetzt. So konnten die einzelnen Kategorien im sechsten Schritt fallübergreifend zusammengeführt werden. Dazu wurden alle Kategorien, die aus den vier Transkripten gewonnen wurden, in ein Kategoriensystem übernommen. Durch eine erneute Generalisierung und Reduktion konnten fallübergreifende Kategorien gewonnen werden. Der letzte Schritt ist die Überprüfung der Repräsentativität der Kategorien durch eine Rücküberprüfung am Ausgangsmaterial. Erweist sich diese als erfolgreich, so ist das Ziel der zusammenfassenden Inhaltsanalyse erreicht. Die große Materialmenge der vier Transkripte konnte zusammengefasst und gekürzt werden. Um die Entstehung dieser Kategorien besser nachvollziehen zu können, wurde eine weitere Tabelle angelegt, in der zu jeder Kategorie passende Textstellen aus den Interviews aufgeführt wurden. Zur besseren Übersicht wurden die einzelnen Kategorien verschiedenen Oberkategorien zugeordnet, welche zum Teil anhand des Leitfadens und zum anderen Teil neu gebildet wurden.

5 Ergebnisse

Über die im vorherigen Abschnitt erläuterten Methoden, wurden Ergebnisse generiert. Im folgenden Kapitel werden diese, im Zuge der Thesis herausgearbeiteten Ergebnisse, dargelegt. Im ersten Teil des Kapitels wird auf die Ergebnisse der Literaturanalyse eingegangen, im zweiten Teil auf die der qualitativen Sozialforschung.

5.1 Ergebnisse der Literaturanalyse

Die Ergebnisse der Literaturanalyse lassen sich zunächst in die historische Entwicklung des Veganismus, die aktuelle Situation in Deutschland und der Welt sowie in allgemeine Merkmale unterteilen. Zudem wird auf die Motive eingegangen, die Betroffene zu einem veganen Lebensstil geführt haben.

5.1.1 Historische Entwicklung des Veganismus

In der Geschichte sind die Grenzen zwischen Vegetarismus und Veganismus nicht eindeutig voneinander abgegrenzt und eher fließend (Grube 2009: 25). Generell kann gesagt werden, dass es in den Millionen Jahren der Menschwerdung Phasen mit überwiegend vegetarischer Ernährung, als auch mit hohem Fleischkonsum gab (Leitzmann et al. 2010: 37).

> „Die frühen Vorfahren des Menschen ernährten sich über Jahrmillionen überwiegend oder ausschließlich von Pflanzen. Erst in der Zeit der Sammler und Jäger wurde Fleisch fester, aber auch unsicherer Bestandteil der Kost" (Leitzmann 2018: 31).

Im 6. Jahrhundert v. Chr. gingen die ersten bewussten Auseinandersetzungen mit der fleischlosen Ernährung von den Orphikern aus. Die sogenannte Orphik ist eine Mysterien- und Erlösungsreligion um die mythische Gestalt des Orpheus. Für die Anhänger stand das Leben in Enthaltsamkeit im Vordergrund. So vermieden sie den Verzehr von allem „Beseelten" und verzichteten deshalb auf Fleisch sowie auf Eier. Mit dem Glauben kam ebenfalls das Verbot Wolle zu tragen auf. Zur gleichen Zeit legten im asiatischen Raum Menschen wie Buddha den Grundstein für eine fleischlose Ernährung. (Leitzmann 2018: 32 ff.)

Im alten Griechenland und im alten Rom stand der Verzicht von Fleisch im Gegensatz zur damals herrschenden Genusssucht (Biesalski et al. 2015: 350). Über eine vegetarische bzw. vegane Lebensweise im Mittelalter ist so gut wie nichts bekannt. Im Zeitalter der Industrialisierung, die Ende des 18. Jahrhunderts in England begann, gab es die ersten dokumentierten Veganer, die sich ausschließlich rein pflanzlich ernährten. Seit den 1850er Jahren stieg der Fleischkonsum stetig an, aber auch die Anzahl an Zivilisationskrankheiten. Diese Entwicklung brachte viele Kritiker in den Vordergrund, die die derzeitige Lebensweise vor allem aus gesundheitlichen Gründen kritisierten. In dieser und der folgenden Zeit wurden in England und Deutschland die ersten Zusammenschlüsse und Organisationen gegründet. Im Jahr 1884 gab es bereits elf Vegetarier-Vereinigungen in Deutschland. Dabei entstand auch der *Vegetarierbund Deutschland*, der heute noch unter dem neuen Namen *proVeg* existiert. Als Gegenstrom zur rasanten gesellschaftlichen Veränderung der Industrialisierung gelangte gegen Ende des 19. Jahrhunderts die Bewegung des Vegetarismus erstmals in Europa und den USA an die breite Öffentlichkeit. Die Anfänge des heutigen Veganismus werden demnach dem 19. Jahrhundert zugeschrieben. Nach dem zweiten Weltkrieg stieg ab den 1950er Jahren der Konsum der Bevölkerung an, bezeichnet wurde diese Entwicklung als „Fresswelle". Ab ungefähr 1970 wurden die Bedrohung des globalen Ökosystems und Umweltschutzthemen populär, viele Vegetarier waren Teil einer aufkommenden Umweltschutz-Bewegung. In der Zeit von Mitte der 1980er Jahre bis Ende der 1990er Jahre ging der Fleischkonsum um mehr als 10% zurück, Grund dafür waren unter anderem Tierrechtsbewegungen. Seit dem Jahr 2000 ist eine pflanzliche Lebensweise immer populärer geworden. (Leitzmann 2018: 31 ff.)

5.1.2 Aktuelle Situation in Deutschland und der Welt

Wird der Blick auf die Ernährung der Menschen weltweit gerichtet, dann kann gesagt werden, dass sich ein großer Teil der Weltbevölkerung überwiegend pflanzlich ernährt. Jedoch sind Beweggründe für diesen Lebensstil, im Gegensatz zur westlichen Welt, meist ökonomische Zwänge oder der Glaube der Menschen. (Leitzmann 2018: 40)

Trotz der vielen Menschen, die sich überwiegend pflanzlich ernähren, steigt der weltweite Fleischkonsum insgesamt an. Im Jahr 2018 lag dieser bei über 260.000 Tonnen, einbezogen wurden dabei Schweine-, Hühner-, Rind- und Kalbfleisch. (Statista 2019)

Diese weltweite Entwicklung hängt im Allgemeinen mit der sozialen Verbesserung der sogenannten Schwellenländer zusammen. Denn grundsätzlich kann gesagt werden, dass eine soziale Verbesserung zu einem Anstieg des Fleischkonsums führt. (Klottter 2016: 31)

Wird der Blick auf Deutschland gerichtet, so vollzog sich diese Entwicklung in den 1950er und 1960er Jahren. Da Fleisch zu diesem Zeitpunkt im Überfluss vorhanden war, fand ein Wandel in die entgegengesetzte Richtung statt, durch den sozial Bessergestellte auf den Konsum von Fleisch verzichteten (Klotter 2016: 31). Seit dem Jahr 2011 sinkt der Fleischkonsum in Deutschland (Fleischatlas 2018: 12). Weiterhin kann die rein pflanzliche Ernährungsweise betrachtet werden. Wie bereits erwähnt, ernährt sich ein großer Teil der Weltbevölkerung überwiegend pflanzlich. In Deutschland verzichtet ein eher geringer Anteil auf tierische Produkte, was folgende Zahlen belegen. Im Jahr 2016 ernährten sich rund 9% der deutschen Bevölkerung vegetarisch (Statista 2016). Die Angaben über die Anzahl an Menschen, die komplett auf tierische Lebensmittel verzichten gehen weit auseinander. In der Position **„Vegane Ernährung"** der *DGE* wird davon ausgegangen, dass sich in Deutschland zwischen 81.000 und 810. 000 Menschen für eine vegane Lebensweise entschieden haben (Richter et al. 2016: 1). Laut einer Befragung des Marktforschungsinstituts *Skopos* ernähren sich rund 1,6% der deutschen Bevölkerung vegan, das entspricht einer Anzahl von 1,3 Millionen Menschen (Skopos 2016).

Grundsätzlich ist bei dieser Gegenüberstellung jedoch wichtig, dass die Beweggründe für einen pflanzlichen Lebensstil weltweit anderen Aspekten zu Grunde liegen, als in Deutschland. Wie schon angesprochen, ist der hohe Anteil an Menschen, die sich weltweit überwiegend pflanzlich ernähren, meist auf Armutsverhältnisse oder den Glauben zurückzuführen (Leitzmann 2018: 40). Wohingegen in Deutschland eine pflanzliche Ernährungsweise meist mit einer bewussten Entscheidung zusammenhängt (Leitzmann 2018: 20 ff.). Unterschiedliche Motive können einer solchen Entscheidung zugrunde liegen, die im weiteren Verlauf der Arbeit herausgestellt werden.

5.1.3 Allgemeine Merkmale

In der Vergangenheit waren die Grenzen zwischen Vegetarismus und Veganismus nicht eindeutig. In der heutigen Zeit kann grundsätzlich gesagt werden, dass der Vegetarismus keine homogene Ernährungsform darstellt. In der Einleitung wurde aufgeführt, dass unter dem Begriff des Vegetarismus vielmehr verschiedene Ernährungsformen zusammengefasst werden können. Diese unterscheiden sich in der Lebensmittelauswahl, vor allem aber in ihren Zielen und Beweggründen. Als strenge Form des Vegetarismus, wird der Veganismus zu einer dieser Ernährungsformen gezählt, die unter diese Begrifflichkeit fallen. (Leitzmann et al. 1996: 20 ff.)

Laut Leitzmann treffen auch soziodemografische Merkmale von Veganern gleichermaßen auf Vegetarier zu. So ist der durchschnittliche Veganer bzw. Vegetarier weiblich, jung, überdurchschnittlich gebildet und lebt in einer größeren Stadt. Die stärkere Auseinandersetzung mit ihrem Körper, ihrer Gesundheit und Ernährung vieler Frauen, wird als Grund dafür gesehen, dass eine pflanzliche Ernährung eher vom weibliche Geschlecht verfolgt wird. Die kulturelle Bedeutung von männlicher Kraft und Stärke, die mit dem Fleischverzehr assoziiert wird, hält auch in unserer heutigen Gesellschaft viele Männer von einer pflanzlichen Ernährung ab. (Leitzmann 2018: 19 ff.)

Der von Leitzmann beschriebene Durchschnitts-Veganer wird von Daten des Marktforschungsinstituts *Skopos* unterstrichen. So ist die Gruppe der Veganer in Deutschland zu 81% weiblich, nur 19% der Veganer in Deutschland sind Männer. Meist entscheiden sich jüngere Menschen zum Veganismus. 60% der deutschen Veganer sind 20-39 Jahre alt. (Skopos 2016)

5.1.4 Motive einer veganen Lebensweise früher und heute

Der Veganismus ist weit mehr als nur eine Ernährungsweise, er entspricht einer ganzen Lebensweise. Veganer entscheiden sich bewusst dafür, keine tierischen Produkte zu verzehren und auf rein pflanzlicher Basis zu leben. Ihr Lebensstil betrifft jedoch nicht nur die Ernährung, sondern hinterfragt auch andere Bereiche ihres Lebens. Trotz der Tatsache, dass Personen, die sich pflanzlich ernähren, alle zur Gruppe der Veganer gezählt werden, sind nicht alle von ihnen gleich. So liegen unterschiedliche Erfahrungen, Lebensumstände und Erwartungen vor, aus denen sich verschiedene Motive für die Wahl zu einem veganen Lebensstil entwickeln. (Leitzmann 2018: 20 ff.)

Die Ernährungsweise unserer frühen Vorfahren wurde im Gegensatz zur heutigen Zeit durch das vorhandene Nahrungsangebot bestimmt, das vor allem von geografischen, klimatischen und weiteren Faktoren abhängig war. Heutige Überlegungen von Menschen, die sich für den Vegetarismus bekennen, spielten damals keine Rolle. (Leitzmann et al. 2010: 37)

Motive für eine vegetarische/vegane Ernährung waren in der Vergangenheit vor allem durch das vorhandene Nahrungsangebot bestimmt (Leitzmann et al. 2010: 37). Weiterhin standen in der historischen Entwicklung ethisch-moralische und religiöse Beweggründe im Mittelpunkt. Erst im 19. Jahrhundert entwickelten sich zusätzlich ökologische, ökonomische und gesundheitliche Motive. (Grube 2009: 33)

Laut dem Marktforschungsinstitut *Skopos* sind gesunde Ernährung, Rechte der Tiere, Klimaschutz und Welternährung die meistgenannten Gründe für eine vegane Lebensweise. Dabei steht für viele der Aspekt Tierschutz an erster Stelle, welcher für 61% der Befragten das wichtigste Motiv darstellt. Die Gesundheit ist dagegen nur für 8% der wichtigste Punkt. (Skopos 2016)

Eine Änderung des Lebensstils zum Vegetarismus bzw. Veganismus hängt laut Leitzmann meist mit dem Erhalt von Informationen zusammen. Im Allgemeinen verläuft die Umstellung meist langsam und schrittweise. Allerdings können bestimmte Schlüsselerlebnisse auch zu einer spontanen und schnellen Änderungen der Ernährungsweise führen. (Leitzmann et al. 1996: 20).

Grundsätzlich kann dazu gesagt werden, dass heute meist ein Schlüsselerlebnis, Medienberichte oder ein Gespräch mit einem Veganer, zur Entscheidung beigetragen hat, fortan vegan zu leben (Leitzmann 2018: 20 ff.). Weiterhin wird beschrieben, dass eine Umstellung langandauernd und beschwerlich sein kann, auf Grund dessen, dass viele angehende Vegetarier/ Veganer auf Wiederstand und Unverständnis stoßen (Leitzmann et al. 1996: 36).

Im Folgenden werden einige Motive genauer dargestellt. Thematisiert werden dabei Motive der Ethik, Gesundheit, Ökonomie, Ökologie und Religion.

5.1.4.1 Motive der Ethik

Seit der Antike bestehen ethisch-moralische Aspekte, die für eine vegane Lebensweise sprechen, bis heute ist das eines der wichtigsten Motive (Grube 2009: 35). Der Begriff *Ethik* kommt aus dem Griechischen und ist auf den Philosophen Aristoteles zurückzuführen, der diese Bezeichnung erstmals verwendete. Das Wort *Ethik* geht auf das griechische Wort „**ethos**" oder auch „**aethos**" zurück und steht für Sitte, Brauch oder Gewohnheit. Somit ist damit das Handeln gemäß den im antiken Stadtstaat allgemein geltenden Handlungsregeln gemeint. Genauer beschreibt das ethische Handeln ein Verhalten, das aus Überlegung und Einsicht hervorgeht und somit dazu führen soll, dass in jeder Situation das Richtige getan wird. (Fenner 2008: 3)

Laut Leitzmann ist

> „das wichtigste Motiv der Veganer, die ethische Überzeugung, dass es ein Unrecht ist, Tiere auszubeuten und sie zu töten" (Leitzmann 2018: 23).

So tritt im Veganismus der Tierschutz in den Bereich der Ethik. Der Begriff *Tierschutz* bezeichnet die Gesamtheit der gesetzlichen Maßnahmen zum Schutz von Tieren vor Quälerei, Aussetzung, Tötung ohne einsichtigen Grund (Duden 2019). Der §1 des deutschen Tierschutzgesetzes besagt:

> „Niemand darf einem Tier ohne vernünftigen Grund Schmerzen, Leiden oder Schäden zufügen" (Bundesamt für Justiz: 2019).

Für viele Menschen spielen Tiere eine zentrale Rolle in ihrem Leben. In Deutschland werden laut *Statista* ungefähr 34 Millionen Haustiere gehalten (Statista 2019). Im Jahr 2017 lebte in fast jedem zweiten Haushalt in Deutschland ein Heimtier (IVH 2018). Diese Zahlen zeigen die Liebe der Deutschen zu Tieren. Bei vielen Menschen findet allerdings eine Trennung von Tierliebe und Ernährung statt. So ernähren sich laut dem *Vegetarierbund Deutschland* nur 10% der deutschen Bevölkerung fleischlos, demnach essen 90% der in Deutschland lebenden Menschen Fleisch- und Fleischprodukte. (VEBU 2019).

Grundsätzlich kann dazu gesagt werden, dass Tiere eine zentrale Rolle im Leben der Menschen spielen. Auf der einen Seite werden sogenannte Haustiere als menschliche Begleiter und sogar als Familienmitglieder angesehen. Auf der anderen Seite isst ein Großteil der Bevölkerung Fleisch, trinkt Milch und trägt Leder von Tieren, die als Nutztiere bezeichnet werden. Trotz dieses Kontrasts empfinden die meisten Menschen Tierquälerei grundsätzlich als unerträglich, egal um welche Tiere es sich dabei handelt. (VEBU 2019)

So haben viele Konsumenten beim Kauf tierischer Produkte die Hoffnung, dass die Tiere artgerecht gehalten wurden (VEBU 2019). Möglicherweise kommt diese Hoffnung daher, dass den Menschen ein Bild vermittelt wird, das heute längst nicht mehr der Realität entspricht. Vor allem in der Werbung werden tierische Produkte als „vom Bauernhof" verkauft, tatsächlich handelt es sich heutzutage aber hauptsächlich um riesige Produktionsstätten für Fleisch, Milch und Eier. Die Massentierhaltung hat in den letzten Jahren stetig zugenommen. Stallungen mit 3.000 Milchkühen oder 40.000 Schweinen sind heute rentabel. Die kleinen Bauernhöfe mit 20 Milchkühen, 10 Kälbern und 15 Schweinen, für die das Futter auf dem eigenen Land angebaut wird, sind heute vom Aussterben bedroht. (Strauß et al. 2018 : 51 ff.)

Durch das Entstehen von immer größeren Betrieben befindet sich auch die Tierhaltung in Deutschland und der EU seit Jahrzehnten in einem dramatischen Strukturwandel. So stehen heute fast zwei Drittel aller Mastschweine in Ställen mit über 1.000 Tieren und fast drei Viertel der Masthühner in Betrieben mit über 50.000 Tieren (Reichert 2012: 2). In Megamastbetrieben steigt die Anzahl der Schweine auf bis zu 80.000 (Lesch et al. 2017: 280).

Grundsätzlich können in der heutigen industriellen Tierproduktion die unterschiedlichsten Missstände aufgezeigt werden, von der Aufzucht, über den Transport, bis hin zur Schlachtung. In dieser Arbeit werden lediglich beispielhaft einige Problematiken aufgezeigt. Wird die Aufzucht der Tiere betrachtet, so ist ein Missstand, der geringe Platz, der den Tieren gewährt wird. In der Schweinehaltung wird einem erwachsenen Tiere mit einem Gewicht von 110 kg gesetzlich ein Platz von 0,75 Quadratmetern zugeschrieben (Agraratlas 2019:34). Neben der Tierhaltung stellt vor allem das sogenannte „Mästen" einen weiteren kritischen Punkt dar, der vor allem in der Hühnerzucht deutlich wird. 46 g nehmen Hühner in Mastbetrieben pro Tag zu, somit erreichen sie innerhalb von 33 Tagen ein Gewicht von 1,5 kg. Ein Huhn außerhalb solcher Betriebe benötigt dafür 80 Tage (Bommert 2009: 165).

Laut dem Marktforschungsinstitut *Skopos* hat sich durch diese Zustände das Motiv des Tierschutzes ergeben, dass für viele Menschen mit veganer Lebensweise an erster Stelle steht (Skopos 2016). Durch eine Befragung im Zuge des sogenannten „Ökobarometers" wird deutlich, dass auch für Menschen, die dem Veganismus nicht angehören, die Aspekte des Tierschutzes wichtig sind. So gaben bei der Befragung 40% der Probanden an, ausschließlich bzw. häufig Bio-Fleisch- und Fleischprodukte zu erwerben, 28% gaben das bei Milchprodukten an (BMEL 2016: 7). Als Gründe für den Kauf der Biolebensmittel nannten 93% der befragten Personen eine „artgerechte Tierhaltung" als Antwort (BMEL 2016: 10). Diese Befragung zeigt den Wunsch vieler Konsumenten, nach einer tiergerechten Haltung in Deutschland.

Doch nicht nur die Zustände der Lebensmittelindustrie bereiten ethische Motive für einen veganen Lebensstil, sondern auch die Kosmetikindustrie. Seit 2004 dürfen in der EU keine fertigen Kosmetikprodukte und seit 2009 keine kosmetischen Inhaltsstoffe mehr an Tieren getestet werden. Allerdings dürfen weiterhin chemische Substanzen, die auch in anderen Produkten verwendet werden, für die Marktzulassung an Tieren getestet werden. (Deutscher Tierschutzbund 2019)

Aufgrund dessen achten viele Personen mit einem veganen Lebensstil auch auf Kosmetikprodukte bzw. Reinigungsprodukte, die sie erwerben. So kann beim Kauf von veganer Kosmetik zum einen sichergestellt werden, dass das Produkt bzw. die Inhaltsstoffe nicht an Tieren getestet wurden, zum anderen, dass keine tierischen Inhaltstoffe im Produkt enthalten sind.

5.1.4.2 Motive der Gesundheit

Neben den ethischen Aspekten ist auch der Wunsch nach einer gesunden Ernährung für viele Veganer von großer Wichtigkeit. Das Motiv der Gesundheit bildet somit einen weiteren Grund, der für viele Betroffene einen veganen Lebensstil begründet.

Grundsätzlich hat die Ernährung großen Einfluss auf den Gesundheitszustand, ist aber dennoch nur ein Teil von mehreren Möglichkeiten, der zur Vermeidung von Krankheiten beiträgt. Neben der Ernährung haben auch Faktoren, wie das Ausmaß der körperlichen Aktivität und der Konsum von Genuss- und Suchtmitteln, Einfluss auf das Auftreten verschiedener Erkrankungen. (Leitzmann et al. 1996: 254)

Eine vegane Ernährung bildet unter anderem eine gesundheitsprophylaktische Maßnahme, denn die positiven Effekte einer veganen Ernährungsweise ergeben sich laut Leitzmann vornehmlich langfristig. So sinkt mit veganer Kost das Risiko für ernährungsmitbedingte Erkrankungen, wie z.B. Übergewicht, Diabetes Typ 2, Herz-Kreislauferkrankungen und diverse Krebsarten. (Leitzmann 2018: 28)

Die Gruppe der Vegetarier, worunter auch die Gruppe der Veganer fallen, ist vom gesundheitlichen Nutzen ihrer Ernährungs- und Lebensform durchwegs überzeugt. Veganer berichten dabei am häufigsten über die Verbesserung ihres gesundheitlichen Wohlbefindens. (Leitzmann et al. 1996: 154)

Zudem wird von vielen Veganern eine gewisse „Leichtigkeit" beschrieben, die ihre Ernährungsform mit sich bringt, welche sich sowohl in geistiger Leistungssteigerung als auch in körperlichem Wohlbefinden bemerkbar macht. Dennoch ist nochmals zu erwähnen, dass bei den langfristigen, gesundheitlichen Effekten und den subjektiven körperlichen Empfindungen sicherlich auch der Punkt eine Rolle spielt, dass sich die meisten Veganer auch in anderen Lebensbereichen gesundheitsbewusst verhalten. So ist oft eine höhere körperliche Aktivität und ein geringer Konsum von Genussmitteln, wie Alkohol und Tabak festzustellen. (Leitzmann 2018: 28)

Weitere gesundheitliche Aspekte sind auf die heutige industrielle Landwirtschaft und die Massentierhaltung zurückzuführen. Der weitverbreitete Einsatz von Pflanzenschutzmitteln führt zu Rückständen in Pflanzen. Die in den Pflanzen verbliebenen Pestizidverbindungen gelangen als Futtermittel in das Tier und reichern sich dort vorwiegend im Fettgewebe an. Durch den Fleischverzehr werden diese Schadstoffe in den menschlichen Körper aufgenommen. Auch wenn pflanzliche Lebensmittel nicht frei von solchen Rückständen sind, kann durch eine vegetarische bzw. vegane Ernährung die Aufnahme solcher Schadstoffe zumindest gemindert werden. (Leitzmann et al. 1996: 387 ff.)

Des Weiteren finden sich Rückstände im Fettgewebe der Tiere, die durch die Gabe von Tierarzneimittel, wie Antibiotika, Impfstoffe, Hormone und ähnliche Substanzen entstehen. Die Medikamente werden aufgrund von beispielsweise gesteigerter Ansteckungsgefahr in den Ställen und erhöhter Stressanfälligkeit bei Transporten verabreicht. (Fleischatlas 2018: 32 ff.)

Auch in Fischzuchtbetrieben werden weitflächig Antibiotika oder Chemikalien eingesetzt und im Wasser der Aquakulturen verteilt, um Verletzungen bzw. Krankheiten der Tiere oder Parasitenbefälle zu bekämpfen (Meeresatlas 2017: 12). Durch die Aufnahme verschiedener Antibiotika durch Nahrungsmittel besteht das Risiko einer Resistenzentwicklung beim Menschen gegenüber solcher Medikamente, die auch zur Behandlung von Krankheiten beim Menschen eingesetzt werden (Leitzmann et al. 1996: 392). Durch die Entstehung solcher Resistenzen wird die Behandlung von Krankheiten mit Antibiotika erschwert (Reichert 2012: 2).

5.1.4.3 Motive der Ökonomie

Das Motiv der Ökonomie befasst sich genauer mit dem Problem der Welternährung. Derzeit leben knapp 8 Milliarden Menschen auf der Erde und es werden sekündlich mehr (Stand 01.05.2019) (DSW 2019). Von diesen Menschen hungern fast eine Milliarde. Die globale Ernährungsgrundlage stellen grundsätzlich verschiedene Getreidearten dar, mengenmäßig betrachtet sind dabei Weizen und Reis am wichtigsten. Der Großteil der Weltbevölkerung ernährt sich direkt von Getreide. In der EU und den USA werden dagegen ca. 60-70 % des erzeugten Getreides an Tiere verfüttert. Aufgrund dessen ist der Getreideverbrauch in Industrienationen drei- bis vierfach höher als in Entwicklungsländern. (Leitzmann 2018: 39 ff.)

Obwohl nur 17% des Kalorienbedarfs der Menschen von Tieren stammt, benötigen sie 77% des weltweiten Agrarlands. So benötigt kein anderes Konsumgut der Welt so viel landwirtschaftliche Fläche für dessen Herstellung, wie Fleisch und Milch. (Fleischatlas 2018: 10 ff.)

Durch eine pflanzliche Ernährung könnte der globale Hunger entschärft werden. Mit der weltweit vorhandenen Ackerfläche könnten alle Menschen auf der Erde mit Nahrung versorgt werden. Dabei zu bemerken, dass eine Unterstützung der lokalen Landwirtschaft in den Hungerländern, eine weitere Voraussetzung zur Sicherung der Welternährung darstellt. Problematisch ist jedoch hierbei, dass gegenteilige Handeln der EU, so werden Fleisch und landwirtschaftliche Überschüsse in die Problemländer exportiert und die lokale Landwirtschaft zerstört. (Leitzmann 2018: 30 ff.)

Vor allem die Industrialisierung der Tierhaltung in Europa bietet einen erheblichen Preisvorteil gegenüber lokalen Produzenten. Der globale Handel zerstört die Lebensgrundlage vieler Produzenten, besonders in Afrika (Fleischatlas 2018: 11).

5.1.4.4 Motive der Ökologie

Die fortschreitende Industrialisierung und der Einsatz neuer Technologien bei der Lebensmittelproduktion erfordert viele Ressourcen und bringt eine erhöhte Verschmutzung und Belastung der Umwelt mit sich. Aus der Art der Erzeugung, Verarbeitung und Verpackung der Lebensmittel resultiert ein großer Teil der heutigen Umweltproblematik. (Leitzmann et al. 1996: 376)

Die Motive der Ökologie stellen einen größeren Themenblock dar, weshalb nachfolgend mehrere Unterpunkte betrachtet werden.

5.1.4.4.1 Klimawandel

„Menschliche Aktivitäten haben die atmosphärischen Konzentrationen von Kohlendioxid, Methan und Lachgas auf Werte ansteigen lassen, die in den letzten 800.000 Jahren noch nie vorgekommen sind" (Lesch et al. 2017: 356).

Kohlendioxid, Methan und Lachgas gehören neben Ozon und anderen Gasen zu den wichtigsten natürlichen Treibhausgasen. Ohne diese natürlicherweise vorkommenden Gase wäre ein Leben auf der Erde nicht möglich, da diese zur Erhaltung der globalen Temperatur beitragen. (Umweltbundesamt 2018: 75)

Der natürliche Treibhauseffekt kann folgendermaßen, vereinfacht dargestellt werden: Ein Teil der von der Sonne ausgehenden Strahlung auf die Erde, wird durch Wolken reflektiert. Der andere Teil erreicht die Erdoberfläche, wovon ein Großteil als Infrarotstrahlung reflektiert wird. Die Infrarotstrahlung wird wiederum zu großen Teilen von bestimmten Gasen absorbiert. Diese Gase strahlen dann diese Infrarotenergie in alle Richtungen ab, teilweise auch auf die Erde zurück. Ohne den natürlichen Treibhauseffekt betrüge die durchschnittliche Temperatur weltweit -21°C anstatt 12°C. (Wellburn 1997: 187)

Mit Beginn der Industrialisierung hat eine energieintensive Lebensweise und die damit verbundene Emission von Treibhausgasen begonnen. Zu den natürlich vorkommenden Treibhausgasen, kommen solche, die von Menschen erzeugt wurden und immer noch werden hinzu. Durch die Konzentrationszunahme kommt es zu einer Verstärkung des natürlichen Treibhauseffektes. Seit der Industrialisierung hat der Mensch eine deutliche Veränderung im Stoffhaushalt der Atmosphäre hervorgerufen. (Umweltbundesamt 2018: 75)

Die Landwirtschaft ist global für 11-14 % aller Treibhausgasemissionen verantwortlich (WWF 2014: 27). In Deutschland werden 8% der Treibhausgasemissionen von der Landwirtschaft verursacht, mehr als die Hälfte ist davon auf die Tierhaltung zurückzuführen. Nicht mit eingerechnet sind hierbei die Emissionen, die durch den Anbau importierter Futtermittel entstehen. Laut dem Bericht **„Fleischatlas"** ist zwei Dritteln der Verbraucher der Zusammenhang zwischen dem Konsum von tierischen Erzeugnissen und dem Klimaschutz bisher nicht bewusst. (Fleischatlas 2018: 12)

Einen großen Anteil an der Treibhausgasemission der Landwirtschaft macht das Methan aus, das in den Verdauungssystemen von Wiederkäuern wie Rindern entsteht und anschließend freigesetzt wird (Reichert 2012: 2). Auch bei der Lagerung von Wirtschafsdüngern, wie Mist oder Gülle, wird dieses Gas freigesetzt (Umweltbundesamt 2018).

Ein weiteres Gas, das eine Rolle im Klimawandel spielt, ist das Lachgas. Die Landwirtschaft ist die vom Menschen gemachte Quelle, die die größte Lachgas Emission aufweist (IPCC 2007: 93). Bei der intensiven Landwirtschaft kommt es zu einer stickstoffhaltigen Düngung der Ackerflächen (Reichert 2012: 2). Wird zu viel oder zur falschen Zeit gedüngt, kann der Stickstoff nicht vollständig von den Pflanzen aufgenommen werden. Ein Teil des Stickstoff-Überschusses wird dabei als Lachgas freigesetzt. (Kahle 2009)

Obwohl der Beitrag von CO_2 zur globalen Erwärmung am größten ist, sind andere Treibhausgase vor allem deshalb nicht zu vernachlässigen, weil einige von ihnen mehr Infrarotstrahlung absorbieren können (Wellburn 1997: 188). Lachgas ist somit 300 mal so klimaschädlich wie Kohlendioxid (Umweltbundesamt 2017).

Ein weiterer nicht unbeachtlicher Aspekt ist die sogenannte „Landnutzungsänderung", welche sich auf die Umwandlung von Grünland in Ackerfläche oder von Wald in Weide bezieht. (WWF 2014: 29). Für den Anbau der für die Fleischindustrie benötigten Futtermitteln, werden oft Flächen gerodet. Wenn Wälder oder Grasland zu Monokulturen werden, entweicht der im Boden gespeicherte Kohlenstoff als CO_2 in die Atmosphäre. (Fleischatlas 2018: 10 ff.)

5.1.4.4.2 Luftverschmutzung

Neben der Produktion an Treibhausgasen durch die Massentierhaltung stellt auch die Ammoniak-Emission, die aus den Schweinemastbetrieben hervorgeht, ein Problem aus ökologischer Sicht dar (Lesch et al. 2017: 280). Das Gas reagiert in der Atmosphäre mit anderen Gasen zu gesundheitswirksamen Partikeln oder lagert sich in Ökosystemen ab. In Deutschland stellt die Landwirtschaft mit einem Anteil von etwa 95% den Hauptemittent des Luftschadstoffs Ammoniak dar. Dabei stammen 52% aus der Rinderhaltung, wobei der Großteil wiederum über die Wirtschaftsdüngerlagerung und -ausbringung entsteht. Auch die Schweinehaltung macht einen erheblichen Anteil der Emission aus. (Umweltbundesamt 2014)

5.1.4.4.3 Wasserverschmutzung

In Deutschland ist das Grundwasser von großer Bedeutung, denn über diese Reservoirs wird die Trinkwasserversorgung der Bevölkerung gesichert. Heute ist das Wasser in einigen Gebieten extrem mit Nitrat belastet. Ein Grund dafür liegt bei der Massentierhaltung, in der große Mengen an Gülle entstehen, mit der wiederum Felder gedüngt werden. (Lesch et al. 2017: 288)

Der in der Gülle enthaltene Stickstoff sorgt für das Wachstum, der damit gedüngten Pflanzen Fleischatlas 2018: 26). Die Pflanzen können allerdings nur einen gewissen Anteil verbrauchen und auch im Boden wird nur ein Teil des Stickstoffs abgebaut (Umweltbundesamt 2018). Wird zu viel gedüngt, dringt der Stickstoff tief in die Böden ein und gelangt unter ungünstigen Standortbedingungen als Nitrat ins Grundwasser (Fleischatlas 2018: 26)

Nitrate sind Salze, die gut in Wasser löslich sind. Organische Stickstoffverbindungen wie z.B. Gülle können in Böden und Gewässern durch biologische Prozesse und Bakterien zu Nitrat umgewandelt werden. (Umweltbundesamt 2018)

Nitrat kann im menschlichen Körper zur Bildung von Nitrosaminen beitragen, von denen einige krebserregend sind (EFSA 2017: 1). Zum Schutz der Menschen hat die EU eine Richtlinie zur Nitratbelastung im Wasser festgelegt, welche einen Grenzwert von 50 Milligramm pro Liter Wasser festschreibt. In den Jahren 2008 bis 2011 wurden die Werte an Messstellen in Deutschland überprüft. In mehr als der Hälfte der Proben wurden die Richtwerte allerdings überschritten. (Lesch et al. 2017: 88)

Über das Grundwasser gelangt das Nitrat in die Flüsse und so wiederum ins Meer (Lesch et al. 2017: 288). Fast die gesamte Ostsee sowie das Wattenmeer der Nordsee sind von der Überdüngung betroffen. Genauer gesagt tragen die Düngemittel zu einer Überlastung der Nährstoffe in den Gewässern bei, wodurch sich vermehrt Algen bilden, was zu einem Sauerstoffmangel führt. Das hat wiederum zur Folge, dass sich der Lebensraum der Gewässer ändert, denn viele Arten können unter diesen Bedingungen nicht mehr existieren. (Agraratlas 2019: 36)

Auch in den Aquakulturen entstehen Verunreinigungen durch Antibiotika, Chemikalien, Nahrungsreste, Exkremente und Kadaver. Das verunreinigt sowohl das Wasser in den Kulturen, aber auch in Flüssen, Seen und Meeren. (Meeresatlas 2017: 12)

5.1.4.4.4 Wasserverbrauch

Ein weiteres Problem stellt der Wasserbedarf der Landwirtschaft dar. Dieser ist enorm hoch und wird weiter steigen, wenn die Nachfrage von Fleisch ebenfalls ansteigt. Der Grund dafür ist, dass zum einen die Bewässerung von Futterpflanzen extrem viel Wasser benötigt, zum anderen die Verarbeitung von Fleisch. (Lesch et al. 2017: 87)

Zum Vergleich werden für 1 kg Mais 900 Liter virtuelles Wasser verbraucht, für 1 kg Reis 4.000 Liter und für 1 kg Rindfleisch 15.000 Liter. Der Begriff virtuelles Wasser bezeichnet dabei die Wassermenge, die tatsächlich für die Herstellung eines Produktes benötigt wird. (Lesch et al. 2017: 290 ff.)

5.1.4.4.5 Waldsterben

In den vergangenen 50 Jahren ist der Fleischkonsum kontinuierlich angestiegen, die globale Fleischproduktion hat sich aufgrund dessen mehr als verdreifacht (Fleischatlas 2018: 10 ff.).

Aufgrund der hohen Nachfrage wurde lange Zeit versucht eine maximale Menge an tierischen Lebensmitteln zu erzeugen, allerdings mit möglichst geringem finanziellen Aufwand. Die daraus resultierende Massentierhaltung führte zu einem hohen Bedarf an Futtermitteln. Üblicherweise finden dabei pflanzliche Produkte aus Entwicklungsländern häufig Verwendung. (Leitzmann et al. 1996: 377)

So werden über das im eigenen Land erzeugte Getreide hinaus, zusätzlich große Mengen an Getreide und Sojabohnen importiert. Um die großen Mengen an Futtermitteln zu produzieren, wurde und wird weiterhin tropischer Regenwald abgeholzt. Oft werden die benötigten Erzeugnisse dort in Monokulturen angebaut. (Leitzmann 2018: 29)

5.1.4.4.6 Biodiversität

> „Die moderne, globalisierte Landwirtschaft ist ein gravierender Faktor, der zum weltweiten Artenschwund beiträgt" (Lesch et al. 2017: 254).

Der Anbau von Futtergetreide, wie z.B. Mais, gefährdet in vielen Regionen die Biodiversität und die Bodenfruchtbarkeit (Reichert 2012: 2). Vor allem in den Weltmeeren ist ein enormes Artensterben zu beobachten. Grund dafür ist die Überfischung der Meere. Pro Kopf hat sich der Konsum von Fisch und Meeresfrüchten über die letzten 50 Jahre verdoppelt. Vor allem in Industrie- und Schwellenländern ist der Konsum gestiegen. Mittlerweile sind laut Bericht des Meeresatlas 58% der globalen Fischbestände maximal ausgenutzt, 31% sind überfischt und nur 10% sind noch nicht bis zur Belastungsgrenze befischt. (Meeresatlas 2017: 11)

5.1.4.5 Motive der Religion

Unabhängig von der Herkunft und der Entstehung der verschiedenen Weltreligionen kommen ethische und moralische Grundsätze, wie z.B. Gewaltlosigkeit, Nächstenliebe und Barmherzigkeit in jeder der Religionen in irgendeiner Weise vor. Je älter die Religion, umso eher finden sich Hinweise auf die Achtung aller Lebewesen. Obwohl diese Grundsätze in jeder Religion verankert sind, werden diese teilweise streng bis weniger streng auch auf die tierischen Geschöpfe übertragen. Im christlichen Glauben wird davon ausgegangen, dass Tiere seelenlose

Geschöpfe sind. Auch im Islam werden Tiere eher rücksichtslos behandelt. Im Gegensatz dazu steht der Hinduismus, eine der ältesten Religionen der Welt, in der die pflanzliche Kost sehr konsequent vertreten wird. In alten heiligen Schriften aus Indien ist die Rede von Gewaltlosigkeit gegenüber allen Geschöpfen, was im Sinne einer pflanzlichen Ernährung ausgelegt wird. Auch im Buddhismus stehen entscheidende Impulse für eine vegane Lebensform. Die Ablehnung des Verzehrs von getöteten Tieren im Hinduismus und Buddhismus geht auf den, in diesen Religionen verankerten Glauben an die Seelenwanderung bzw. Wiedergeburt zurück. Weiterhin wird im Hinduismus und im Buddhismus das Prinzip gelebt, anderen Lebewesen keinen Schaden zuzufügen. (Leitzmann 2018: 25 ff.)

5.2 Ergebnisse der qualitativen Sozialforschung

Im zweiten Teil des Ergebniskapitels werden die Ergebnisse dargestellt, die über die qualitative Sozialforschung, in Form von Interviews generiert wurden. Alle, aus den Interviews erarbeiteten Kategorien werden im Folgenden erläutert und mit Textpassagen belegt. Zur besseren Lesbarkeit wurden Wiederholungen und irrelevante Füllwörter, die in den Textpassagen enthalten sind, entfernt. Zudem wurden Pausenzeichen, die aufgrund der Transkriptionsregeln in den Textabschnitten zu finden sind, nicht übertragen. Wortendungen, die aufgrund von umgangssprachlicher Ausdrucksform in den Transkriptionen fehlten, wurden in den Zitaten ergänzt. Das Auslassen von Wörtern bzw. Textbestandteilen innerhalb der zitierten Textpassagen, wurde mit drei Punkten in einer Klammer gekennzeichnet.

5.2.1 Gedanken zur veganen und anderen Ernährungsform/en

Die erste Überkategorie beschäftigt sich mit den Gedanken der befragten Personen zur veganen und zu anderen Ernährungsformen.

Die erste dazugehörige Unterkategorie beschreibt, was die vegane Ernährung für die Befragten bedeutet. In allen Interviews wurden Aspekte genannt, die den Veganismus für diese Person ausmachen. Dabei wurde der Schutz der Tiere als wichtig dargestellt.

> „(…) Für mich oder für uns ist das vorrangig interessant, weil wir das Tierleid, was sage ich mal durch diese normale Ernährung entsteht, möglichst vermeiden wollen" (I.2).

Weiterhin fielen Begriffe, wie Umweltschutz, Nachhaltigkeit, Verantwortung sowie das Wohl des Körpers und der Seele.

> „(...) An oberster Stelle steht eigentlich das Wohl der Tiere, der Umweltaspekt, (...) unsere Zukunft, unsere Lebensweise und dieses Motto, mein Körper ist mein Tempel" (I.1).

> „Gesundheit, Umweltbewusstsein, Nachhaltigkeit, gutes Bauchgefühl, (...) Verantwortung" (I.4).

Außerdem wurde das in der Definition der veganen Ernährung verankerte Merkmal, die pflanzliche Lebensweise, als Bedeutung genannt.

> „Naja für mich bedeutet das, pflanzliche Produkte zu konsumieren" (I.2).

> „Tierfreie Ernährung sozusagen" (I.3).

Neben diesen Punkten sprachen zwei Befragte davon, dass der Veganismus mehr als nur Ernährung ist. Dabei fielen konkrete Aussagen, wie in Interview vier:

> „Vegan klingt immer so ein bisschen, das ist mehr eine Philosophie also nicht nur Ernährung" (I.4)

und in Interview zwei:

> „Vegane Ernährung bedeutet alles" (I.2).

Diese Textpassagen zeigen, dass der Veganismus über die Ernährung hinaus gehen kann und dass er als Lebenseinstellung und Philosophie gesehen wird. Grundsätzlich wird durch diese Kategorie deutlich, dass für die Befragten der vegane Lebensstil weit mehr bedeutet, als reine pflanzliche Ernährung.

Im Gespräch über andere Ernährungsformen, hier explizit die vegetarische und die omnivore Ernährung, wurden unterschiedliche Meinungen deutlich. Die folgende Unterkategorie thematisiert den Vegetarismus, der für die meisten Befragten einen Anfang darstellt, aber dennoch nicht als endgültige Lösung empfunden wird. Folgende Textpassage aus Interview vier, verdeutlicht, dass eine vegetarische Ernährung als erster Schritt angesehen wird.

> „Es wäre ein guter erster Schritt. Erst mal das Fleisch weglassen, damit keine Tiere abgeschlachtet werden" (I.4).

Dennoch ist zu berücksichtigen, dass aus der Sicht der befragten Veganer eine vegetarische Ernährung einige kritische Aspekte nicht lösen kann. Genau aus diesem Grund wird diese Ernährungsform nur als Anfang und nicht als Lösung dargestellt. Diese Annahme kann durch verschiedene Textstellen verdeutlicht werden.

> „(…) Bei mir war es am Anfang immer so, dass ich immer dachte, naja wenn ich kein Fleisch esse, damit ist es getan, aber das ist eigentlich nicht so" (I.1).

> „Es ist ja nicht damit getan (…) dieses Tierleid sage ich jetzt mal, grade bei Käse oder Milch ist das ja auch so ein Ding" (I.1).

Die nächste Unterkategorie geht noch über die eben beschriebene Problematik des Vegetarismus hinaus und beschreibt die Schwierigkeiten genauer, die einige Befragte mit dem Vegetarismus haben. In drei der vier Interviews wird dabei angesprochen, dass das Tierwohl nicht durch diese Ernährungsform gegeben ist. In Interview vier wird demnach angesprochen, dass Milchprodukte ebenfalls mit einer industriellen Tierhaltung zusammenhängen:

> „(…) Dann kannst du ja auch ganz normal Vegetarier sein und nimmst dir Käseprodukte, die auch auf grausame Art und Weise produziert wurden" (I.4).

In Interview zwei wird ebenfalls von dieser Problematik gesprochen, die sich noch verstärken kann, wenn mit einer vegetarischen Ernährung der Konsum von Milchprodukten steigt, aufgrund einer Kompensation des Fleischkonsums.

> „Die meisten Menschen, die sich jetzt vegetarisch ernähren, die konsumieren anstatt Fleisch dann umso mehr Milch und Käseprodukte" (I.2).

Weiterhin wird in diesem Interview davon berichtet, dass Schwierigkeiten mit Vegetariern entstehen können, wenn es zu einer moralischen Höherstellung aufgrund der Ernährungsform kommt.

> „Im Gegensatz dazu hab' ich mit Vegetariern manchmal so meine Probleme, weil (…) die sich moralisch gerne so ein bisschen höher darstellen (…)" (I.2).

Auch bei der Meinungsabfrage über Menschen, die sich omnivor ernähren ist diese Spannung zwischen Akzeptanz und Schwierigkeit zu erkennen. Grundsätzlich ist bei den meisten Befragten eine Akzeptanz gegenüber Menschen, die Fleisch konsumieren, vorhanden.

„Ich habe früher selbst mal Fleisch gegessen, auch gerne gegessen (...) ich vermisse es nicht mehr und finde es auch nicht schlimm, wenn jemand Fleisch isst (...)" (I.1).

„Ich akzeptiere das und denke mir, das ist deine Meinung (...)"(I.3).

In Interview zwei wird diese Akzeptanz zudem mit einer gewissen Ehrlichkeit dieser Menschen begründet. Demnach ist es dem Befragten lieber, dass Menschen zu ihrer Ernährungsform stehen.

„(...) Also ich habe auch mehr Kontakt zu Menschen, die ganz normal essen (...), weil ich diese Menschen im Schnitt ein bisschen ehrlicher finde. Also die sagen halt: „Nö, da möchte ich nicht drauf verzichten so" (...)" (I.2).

Schwierigkeiten gegenüber Menschen, die Fleisch konsumieren, beziehen sich auf das Leid der Tiere. Eine Textpassage aus Interview drei macht diese Meinungen besonders deutlich.

„Das macht den Menschen nicht aus, also es ist immer ein Unterschied, zwischen dem sich bewusst damit auseinandersetzen und einfach drauf scheißen und dann sagen:

„Ist mir doch egal, scheiß auf das Tier". Das finde ich dann wieder schwierig (...)" (I.3).

In Interview vier wird sich eher kritisch über Fleischesser und den Fleischkonsum ausgesprochen. Akzeptanz ist aus Sicht der beiden Befragten schwierig zu meistern, wenn es um die schlechte Tierhaltung geht.

„Ich finde es schwierig zu ertragen, dass Leute Fleisch essen, obwohl ja nun wirklich völlig raus ist, wie mies die Tierhaltung zu diesem Fleisch ist" (I.4).

In dieser Überkategorie wurden die grundlegenden Einstellungen der befragten Veganer zur eigenen Ernährung sowie anderer Ernährungsformen abgefragt. Zusammenfassend ist zu sagen, dass eine Akzeptanz gegenüber Menschen mit einer anderen Ernährungsform vorliegt. Die folgenden Kategorien greifen nun tiefer in die Thematik des Veganismus ein.

5.2.2 Rahmenbedingungen des veganen Lebens

Die nächste Überkategorie dreht sich um die Rahmenbedingungen des veganen Lebens der Befragten.

Dabei thematisiert die erste Unterkategorie die Ernährungsform, die dem Veganismus vorangegangen ist. Durch die Interviews konnte festgestellt werden, dass sich bei allen Probanden schon vor der veganen Ernährungsweise eine bewusste Auseinandersetzung mit der Ernährung eingestellt hat. Thematisch fand das bei allen Befragten in Bezug auf Fleisch und Fleischkonsum statt. Der Unterschied lag dann aber in der Umsetzung der bewussten Auseinandersetzung. So ernährten sich die Mehrheit der Befragten, genauer vier von fünf Personen, eine längere Zeit vegetarisch, bevor sie zu einer veganen Ernährung übergingen.

> „Wir waren ja auch sehr lange nur Vegetarier sag ich jetzt mal" (I.4).

> „Ja war ich ja auch eine ganze Zeit lang (…)" (I.1).

> „(…) Ich bin mit, glaube ich, mit 18 vegetarisch geworden (…)" (I.3).

In Interview zwei wurde zudem ein anderes Szenario geschildert, in dem sich ein Bewusstsein in Bezug auf den Fleischkonsum auf eine weitere Art äußerte.

> „Wir haben Bio-Fleisch vorher eine ganze Zeit lang gekauft und jetzt nicht irgendwie Bio-Aldi-Fleisch, sondern wo du dann wirklich auch sehen konntest, von welchem Hof ist das Tier" (I.2).

> „Und das war schon dieser Gedanke, dass wir Massentierhaltung ablehnen (…)" (I.2).

Im selben Interview wurde eine weitere bewusste Auseinandersetzung mit dem Thema Ernährung dargelegt. Demnach wurde vor dem Veganismus nicht nur auf den Konsum von Bio-Fleisch Wert gelegt, sondern auch auf die Inhaltsstoffe von Lebensmitteln, wie die folgende Textpassage verdeutlicht.

> „(…) Das war so ein Jahr vorher ungefähr, da haben wir unsere Ernährung insofern so ein bisschen umgestellt, dass wir auf Zusatzstoffe verzichtet haben (I.2).

Diese Textausschnitte machen deutlich, dass bei allen Befragten eine bewusste Auseinandersetzung mit der Ernährung auch vor dem veganen Lebensstil vorhanden war. Meist äußerte sich diese in Form einer vegetarischen Ernährungsform.

Die nächste Unterkategorie knüpft an die Ernährungsweise, die dem Veganismus vorgestellt war an und widmet sich der Umstellung von der jeweiligen Ernährung zum Veganismus. Dabei beschrieben die Probanden zwei Möglichkeiten der Umstellung, eine schnelle und eine langsame. Zwei der befragten Personen schilderten eine schnelle und plötzliche Umstellung zum Veganismus, wie folgende Textpassagen aus Interview zwei und drei belegen können.

> „Wir haben das wirklich von heute auf morgen gemacht, von Alles-Fresser zu Pflanzen-Fresser sozusagen. Und wir haben tatsächlich sogar unseren Kühlschrank ausgeräumt, haben die Lebensmittel, die da noch tierischen Ursprungs waren, die haben wir dann noch verschenkt" (I.2).

Eine ähnlich plötzliche Umstellung wurde in Interview drei beschrieben. Der Grund dafür war der Erhalt von Informationen über tierische Lebensmittel.

> „(...) Als ich an dem Punkt war, dass ich verstanden habe, was Milch bedeutet, was Eier bedeuten (.) und auch tatsächlich Honig (...) war direkt klar, dass ich das nicht mehr konsumiere" (I.3).

Im Gegensatz dazu schilderten drei Personen einen langsamen und schleppenden Umstieg auf die vegane Ernährungsweise. In den drei Fällen war eine vegetarische Ernährung Grundlage. Die Umstellung vollzog sich über unterschiedlich lange Zeiträume und fand dadurch statt, dass immer mehr tierische Lebensmittel aus der täglichen Ernährung gestrichen wurden. Folgende Textausschnitte aus Interview eins und vier beschreiben diesen Prozess der Umstellung.

> „(...) Das ging dann so schleichend über. Ich habe dann immer ein bisschen den Käse weggelassen. Also das erste war Milch, ich bin dann auf Pflanzenmilch umgestiegen, dann hab ich die Eier weggelassen und dann das mit dem Käse" (I.1).

> „Mit dem Ende des Fleisches waren noch ein bisschen Milchprodukte und das hat dann aufgehört (...)" (I.4).

Dieser stufenweise Verzicht auf tierische Produkte führte letztendlich zur veganen Ernährung.

In der anschließenden Unterkategorie wird der Frage nachgegangen, ob ein veganer Lebensstil über die Ernährung hinausgeht. Diese Fragestellung kann in Bezug auf die vier durchgeführten Interviews mit einem „Ja" beantwortet werden. So kann grundsätzlich gesagt werden, dass neben tierischen Produkten in der Ernährung, ebenfalls auf Utensilien in anderen Bereichen verzichtet wird, die tierische Bestandteile enthalten oder die zu deren Herstellung verwendet wurden. Ebenfalls können Tierversuche vermieden werden. In Interview drei wurde folgender Aspekt eines veganen Lebensstils beschrieben.

> „(...) Ich kaufe keine Lederprodukte oder in irgendeiner Form Seide oder tierische Produkte, die verwendet wurden, um Möbel, Kleidung oder irgendwie andere Utensilien herzustellen" (I.3).

Unterschiede sind allerdings darin zu beobachten, wie streng diese einzelnen Aspekte eingehalten und befolgt werden. Je nach Person und Einstellung wird die vegane Ernährung also mehr oder weniger auch in andere Lebensbereiche transportiert. Zwei Punkte, die unter den Befragten häufig genannt wurden, waren der mögliche Verzicht auf tierische Produkte, aus denen Kosmetik sowie Kleidung hergestellt wurden. Dabei kann bei Kosmetik oder auch bei Reinigungsmitteln nicht nur darauf geachtet werden, dass die Produkte keine tierischen Inhaltsstoffe aufweisen, sondern auch, ob diese mit Tierversuchen zusammenhängen. So werden beispielsweise in Interview vier, Tierversuche als überflüssig dargestellt.

> „Dieses ohne Tiere Siegel. Ja, da achten wir schon drauf, das finde ich völlig überflüssig Tierversuche" (I.4).

In Bezug auf Kleidung ist wohl der Verzicht auf Leder und Wolle am gängigsten.

> „Ich schaue auf jeden Fall, dass die Sachen nicht mit Leder verarbeitet wurden (...)" (I.1).

> „(...) Lederprodukte konsumieren wir eigentlich nicht" (I.2).

> „(...) Wir verzichten auch auf Wolle (...) Seide kaufen wir auch nicht (...)" (I.2).

Zusammenfassend kann gesagt werden, dass in drei der vier Interviews geschildert wurde, dass Lederprodukte oder auch Seide und Wolle in Kleidung vermieden werden.

Bei vielen Personen äußert sich der Veganismus, der über die Ernährung in andere Bereiche des Lebens transportiert wird, ganz unterschiedlich. So wurde in allen Interviews auch die Zweckmäßigkeit von Produkten thematisiert. Dieser Faktor hat für einige der Befragten eine entscheidende Auswirkung auf ihre Konsumentscheidungen und ebenfalls darauf, in welche Lebensbereiche der Veganismus mit übertragen wird. Aufgrund dessen dreht sich diese Unterkategorie um die Zweckmäßigkeit als entscheidender Faktor von Konsum. Diese Thematik wurde besonders in Interview vier aufgegriffen. So wurde ein Vergleich aufgestellt, zwischen Lederschuhen, die aus ethischen Gründen kritisch angesehen werden und Schuhen aus Plastik, die aus Gründen des Umweltschutzes kritisch angesehen werden.

> „Weil, wenn man jetzt zum Beispiel (...) sagt, ich verzichte jetzt als Veganer auf Leder und kaufe mir dann Plastikturnschuhe von Nike, Puma sonst irgendwas (...). Und die sind dann mit Schweröl produziert und aus irgendeiner asiatischen Horror-Fabrik. (...) Dann ist das zwar vegan, weil kein tierisches Produkt enthalten ist, aber höchst giftig für die Umwelt" (I.4).

Ein weiterer Vergleich wurde in Bezug zur Langlebigkeit und Qualität von Produkten angestellt.

> „(...) Ich kaufe mir Bio Schuhe aus Leder, die halten zwölf Jahre oder ich kann mir jedes Jahr neue Turnschuhe aus Plastik kaufen. Also das kann man so oder so sehen" (I.4).

Diese Zweckmäßigkeit wurde ebenfalls in Interview eins angesprochen.

> „Ja aber da würde ich jetzt auch ein bisschen die Zweckmäßigkeit sehen. Wenn du eine Bommelmütze mit einem Pelz oben dran kaufst, steht das halt in keinem Verhältnis zu einem Schuh, einem Lederschuh, den du dann wirklich über Jahre hinweg trägst" (I.1).

Diese Aussagen machen deutlich, dass drei der fünf Befragten nicht darauf achten, den Veganismus in alle Bereiche des Lebens zu transportieren. Ihnen ist ein bewusster Umgang mit dem eigenen Konsum wichtig. Kaufentscheidungen können auch von weiteren Aspekten, wie zum Beispiel Umweltschutz und Nachhaltigkeit geprägt sein.

Die nachfolgende Unterkategorie steigt noch einen Schritt weiter in die veganen Lebensstile der befragten Personen ein. Thematisiert werden die Ausnahmen, die die interviewten Veganer in ihrem alltäglichen veganen Leben machen. Durch die Interviews hat sich herausgestellt, dass Ausnahmen in unterschiedlichen Situationen und auch unterschiedlich häufig vorkommen. Meist ist jedoch die Rede von seltenen Ausnahmen. Alle Probanden haben allerdings unterschiedliche Ausnahmen und Situationen geschildert. In Interview eins wurde beschrieben, dass Ausnahmen gemacht werden, wenn extreme Gelüste eintreten, hier meist in Bezug auf Süßigkeiten. Vor allem ist das bei Produkten der Fall, von denen im veganen Sortiment noch wenige Alternativen vorhanden sind.

> „Beim Naschen meistens" (I.1).

> „Weil es da aber auch noch wenig Alternativen gibt" (I.1).

Die Problematik der wenigen Alternativen in manchen Bereichen wird auch in Interview zwei geschildert, allerdings betrifft diese Ausnahme einen Lebensbereich, der über die Ernährung hinausgeht.

> „(...) Zum Beispiel bei Kinderschuhen ist es so, dass wir auch mal keine Alternative gefunden haben. Weil wir bei Schuhen nicht nur darauf achten, ob die jetzt aus Leder sind, die sollten dann für kleine Kinder eine besonders flexible Sohle haben und so weiter. (...) Und da haben wir dann manchmal so Kompromisse für uns selbst gefunden, dass wir gesagt haben, dann kaufen wir die gebraucht" (I.2).

Von dem befragten Veganer wird im Bereich der Ernährung außerdem Honig als weitere Ausnahme genannt.

> „Also ich esse selten mal Honig" (I.2).

In Interview drei wurden Ausnahmen nur in Verbindung mit Extremsituationen geschildert. Dabei stehen diese Situationen, die eine Ausnahme ausgelöst haben oder auslösen können, in Verbindung mit Menschlichkeit und Höflichkeit. Für die Probandin käme eine Ausnahme demnach nur zustande, wenn eine Extremsituation vorliegt, in dem der Mensch von größerer Wichtigkeit ist, als die Ernährung.

> „Und wenn ich jetzt zum Beispiel per Anhalter unterwegs wäre (...) ich bin in Osteuropa (...) jemand bietet mir was von seinem Brot an (...). Also einfach, der selbst nichts hat, wirklich keine Kohle hat, aber trotzdem noch sein Essen mit mir teilt, da würde ich auch nicht fragen, ist da Ei drin oder ist da Butter drin. (...) Das sind halt wirklich so Momente, wo der Mensch im Mittelpunkt steht (...)" (I.3).

Auch in Interview vier wird eine Situation beschrieben, bei der aus Höflichkeitsgründen eine Ausnahme gemacht werden würde.

> „Wenn man eingeladen ist und die machen eine Pizza und machen extra Vollkorn und da ist Käse drauf, da drücke ich dann auch mal ein Auge zu. Das ist da, so aus Höflichkeitsgründen. Aber es kommt zum Glück nicht oft vor" (I.4).

Zusätzlich wurden von den beiden Befragten aus Interview vier noch weitere mögliche Ausnahmesituationen beschrieben. Dabei wurden Veranstaltungen und Urlaub als Rahmenbedingungen für das Eintreten solcher Ausnahmen genannt.

> „(...) Ganz selten mal, du bist unterwegs und du bist abends mal auf einer Vernissage und es gibt nichts anderes (...) eine kleine Sünde und ich esse mal ein Stückchen Käse" (I.4).

> „Wenn wir auf einer Insel sind und es gibt nichts vernünftiges anderes, dann essen wir auch mal einen Fisch (...)" (I.4).

Ein Thema, das in diesem Zusammenhang ebenfalls in Interview vier angesprochen wurde, ist der Konsum von Honig, der für die beiden Interviewten eine stetige Ausnahme in deren veganer Ernährung darstellt. Durch diese unterschiedlichen Situationen, die je nach Person wiederum unterschiedliche Ausnahmen, unterschiedlich oft hervorrufen, zeigt diese Kategorie nochmals, dass der Veganismus Verschiedenheiten aufweist, in der Art wie er praktiziert wird.

Die letzten beiden Unterkategorien unter dem Thema der Rahmenbedingungen des veganen Lebens, sind Faktoren, die die Umsetzung eines veganen Lebensstils erleichtern bzw. erschweren.

Ein Aspekt den einige der Befragten ansprachen, ist die Routine, die sich einspielen muss, damit die Umsetzung des Veganismus einfach wird. Die befragten Personen, die diesen Punkt erwähnten, beschrieben die Umsetzung der veganen Ernährung als einfach, da diese zur Normalität geworden ist. Dieser Aspekt wurde in mehreren Interviews angesprochen.

> „Man braucht wirklich neue Routinen (...), mich fragen heute auch immer noch viele: „Ja ist das nicht schwer"? Nee, ich kann mir, das überhaupt gar nicht mehr anders vorstellen" (I.2).

> „Mittlerweile ist es schon völlige Routine geworden und es fällt uns ganz leicht" (I.4).

Auch in Interview drei wurde eine gewisse Normalität bestätigt. Weiterhin ist für eine Probandin die Umsetzung der veganen Ernährung besonders zu Hause einfach.

> „Wenn ich für mich koche, finde ich es einfach (...)" (I.1).

Eine weitere Befragte beschreibt die vegane Ernährung als Entscheidung, hinter der sie als Person steht. Die Umsetzung von einer Überzeugung ist demnach einfach. Die Tatsache, dass tierische Lebensmittel nicht mehr als Nahrungsmittel gelten und somit völlig ausgeblendet werden, vereinfacht eine Umsetzung ebenfalls.

> „Das ist ja eine Entscheidung, wofür du stehst, also wenn du verstehst, wofür du das machst, dann fällt es dir nicht schwer und richtig viele Dinge, wie ich vorhin meinte, für mich sind tierische Lebensmittel halt keine Nahrungsmittel" (I.3).

Ein weiterer wichtiger Faktor, der angesprochen wurde, ist es, Spaß an der Lebensweise zu haben. Denn durch Spaß wird etwas nicht als Belastung empfunden.

> „(...) Das macht Spaß und von daher ist es ja auch keine Belastung" (I.4).

Neben den Faktoren, die die Umsetzung des Veganismus einfach machen gibt es zusätzlich Punkte, die mittlerweile als gut zu bewältigen dargestellt wurden. In diesem Zusammenhang ist in Interview eins die Sprache vom Essen außer Haus, genauer bei Freunden oder im Restaurant.

> „(...) Auch bei Freunden findet sich meistens was (...) im Restaurant finde ich geht es jetzt mittlerweile auch" (I.1).

In der nächsten Unterkategorie geht es um Faktoren, die die Umsetzung eines veganen Lebensstils erschweren. Meist wurde dabei die Situation des Essens außer Haus genannt. Eine Probandin schilderte vor allem Familienessen als Schwierigkeit.

> „Ja schwieriger finde ich es dann bei Familienessen zum Beispiel" (I.1).

Auch in Interview zwei und vier werden ähnliche Situationen angesprochen, die das Essen außer Haus betreffen.

> „Das einzige ist vielleicht noch, was mir so auffällt, (...) du bist irgendwo eingeladen, das sind immer so Situationen, die können dann manchmal ein bisschen anstrengend sein" (I. 2).

> „Aber essen gehen ist für uns ehrlichgesagt immer eine Qual, weil es ist immer schlechter als zu Hause und natürlich wahnsinnig teuer im Vergleich" (I.4).

Dieser Faktor steht im direkten Gegensatz zur vorherigen Unterkategorie, in der die Umsetzung zu Hause, in der völlige Routine eingekehrt ist, meist als einfach empfunden wurde. Weiterhin wurden noch zwei weitere Aspekte genannt, die die Umsetzung eines veganen Lebensstil erschweren können. In Interview eins wurde der freie Wille angesprochen, ohne den eine Entscheidung schwer umgesetzt werden kann (I.1). In Interview zwei wird nochmals die Thematik der Routine aufgegriffen. Diese kann, wie eben schon erwähnt wurde, ein Hilfsmittel bei der Umsetzung eines Lebensstils sein, umgekehrt können starre und eingefahrene Routinen ihn aber auch erschweren (I.2).

In dieser Überkategorie wurden die Rahmenbedingungen dargelegt, die den veganen Lebensstil der befragten Personen ausmachen. Im Folgenden wird nun erläutert, welche Aspekte die Veganer zu ihrem jetzigen Lebensstil geführt haben.

5.2.3 Motive des Veganismus und deren Auslöser

Der folgende Überpunkt thematisiert die Motive und deren Auslöser, aufgrund dessen die befragten Veganer ihre Lebensweise gewählt haben.

Die erste dazu passende Unterkategorie beschreibt die Motivation, die mit dem Veganismus zusammenhängt. Die im Ergebnisteil der Literaturanalyse getroffene Aussage, dass der Tierschutzaspekt für viele Veganer an erster Stelle steht, wurde in den Interviews bestätigt. In allen vier Interviews wurde der Schutz der Tiere als wichtigstes Motiv bzw. einer der wichtigsten Motive genannt.

> „(..) Für mich oder für uns ist das vorrangig eigentlich interessant, weil wir das Tierleid, was sage ich mal durch diese normale Ernährung entsteht, möglichst vermeiden wollen" (I.2).

> „Erstes ist die industrielle Tierproduktion (...) daran wollen wir gar keinen Anteil haben" (I.4).

Dabei kann der Tierschutz auch dem übergeordneten Begriff der Ethik zugeordnet werden, unter den mehrere Aspekte fallen können. So wurde in Interview drei zudem das Wohl der Menschen und der Umwelt miteinbezogen.

> „Also Ethik ist nicht nur auf die Tiere bezogen, sondern auch auf die anderen Menschen und auch auf die Umwelt. Also Ethik als allumfassend" (I.3).

Generell wurde der Umweltaspekt von den meisten der Befragten angesprochen.

> „Ja da stehen eigentlich zwei auf der Eins. Wie gesagt, der Umweltaspekt und das Tierleid" (I.1).

In Interview vier wurde hierzu Bezug auf die Abholzung des Regenwaldes genommen.

> „Und dann hab ich mir halt gedacht, ich will alles tun, was ich kann, um diese Schönheit und die Natur zu schützen. (...) Oder zumindest nicht dazu beizutragen, dass es noch mehr kaputt geht, sondern, dass ich vor mir selbst, vor meinem Gewissen verantworten kann, dass ich wirklich alles getan habe, was mir möglich ist, dass wegen mir nicht der Regenwald abgeholzt wird" (I.4).

Von mehreren Personen wurde die Gesundheit als weiteres Motiv genannt. Einer der befragten Veganer sah den Gesundheitsaspekt dabei aber in Zusammenhang mit dem Zustand der Erde in der heutigen Zeit. Ein Beispiel stellen unsere Nutzpflanzen dar, die Giftstoffen in Form von Spritzgiften ausgesetzt sind. Aufgrund dieser Erkenntnis stellte ein Proband die Frage, ob es gesundheitsförderlicher ist, Pflanzen zwar mit diesen Giftstoffen zu verzehren, aber in geringen Mengen, als über das Fleisch in der eine höhere Konzentration vorhanden sein kann. Grundlage dieser Überlegung ist, dass unsere Nutztiere mit einer großen Menge an Pflanzen gefüttert werden und wir somit über deren Fleisch eventuell Giftstoffe in einer höheren Konzentration aufnehmen. Aufgrund dessen wird in Interview zwei der Gesundheitsaspekt als Motiv einer veganen Ernährung genannt.

> „Und insofern denke ich auch, dass es gesundheitliche Vorteile hat, aber wie gesagt, meine Meinung ist, dass das auf die heutige Zeit zurückzuführen ist" (I.2).

Ein weiterer Aspekt, der von einer Probandin genannt wurde, ist das Konsumverhalten, durch das man ein Zeichen setzten kann.

> „(...) Mit jedem Pfennig (...), den man irgendwie ausgibt, setzt man ein Zeichen, also entscheidet man sich für oder gegen etwas" (I.2).

Wie auch schon im Theorieteil geschildert, waren auch hier der Tierschutz, der Umweltschutz und die Gesundheit, die häufigsten Begriffe, die genannt wurden.

Von den Motiven leitet die nächste Unterkategorie zu den Auslösern über, die die Befragten zu ihrem veganen Lebensstil gebracht haben. Grundsätzlich kann dabei gesagt werden, dass eine Umstellung zum Veganismus meist durch den Erhalt von Informationen ausgelöst wurde. Dabei kann die Art, wie die Personen zu den Informationen gekommen sind, unterschiedlich sein. Zwei der fünf Probanden schilderten über Freunde und Bekanntschaften auf das Thema aufmerksam geworden zu sein.

> „(...) Ja das war ein Freund, der hatte sich mit dem Thema so ein bisschen, ja ein bisschen beschäftigt (...) da bin ich mit dem Thema zum ersten Mal in Kontakt gekommen und dann habe ich mich informiert" (I.2).

> „(...) Dadurch, dass ich andere Menschen kennengelernt habe, die sich vegan ernährt haben und die ich dann auch mal gefragt habe und dann vor allen Dingen auch was gelesen habe (...)" (I.3).

Diese Personen haben ihr Wissen über verschiedenste Medien, in diesem Fall über Videos im Internet, erweitert.

> „Im Internet habe ich mir Videos dazu angeschaut" (I.3).

In Interview zwei wurde das Eigeninteresse als die auslösende Kraft dargestellt.

> „Ja zum veganen Lebensstil habe ich mich dann im Endeffekt eher selbst ein bisschen animiert (...)" (I.1).

Die Befragten aus Interview vier sprachen von einer körperlichen Verbesserung durch den Verzicht auf Milchprodukte, was zu einem dauerhaften Verzicht und damit zu einem veganen Lebensstil führte.

> „Es hat sich rausgestellt, dass es uns besser geht ohne das Milchzeugs und seitdem essen wir es nicht mehr" (I.41).

Grundsätzlich kann zu dieser Überkategorie gesagt werden, dass für alle Befragte der Tierschutz ein wichtiges Motiv der veganen Ernährung darstellt. Auch der Umweltschutz und die Gesundheit sind häufig genannte Aspekte. Die Entscheidung zu einem veganen Lebensstil wurde meist durch den Erhalt von Informationen ausgelöst. Die folgende Überkategorie beschäftigt sich nun mit den Bedingungen während der veganen Lebensweise der Probanden.

5.2.4 Veränderungen durch den Veganismus

Diese Überkategorie beschäftigt sich genauer mit den Veränderungen, die durch den Veganismus ausgelöst bzw. nicht ausgelöst wurden.

Die erste Unterkategorie widmet sich dabei den physischen Aspekten. Die Fragestellung, ob körperliche Veränderungen durch die vegane Ernährung festgestellt werden konnten, wurde in zwei Interviews verneint. Deutlich wurde allerdings gemacht, dass es auch zu keiner Verschlechterung kam. Probanden, die Veränderungen im physischen Bereich festmachen konnten, schilderten zum Beispiel das Vorhandensein von körperlicher Energie (I.3). Besonders von den befragten Veganern aus Interview vier, wurde das körperliche Wohlbefinden und die Verbesserung der Sinne herausgestellt. Wie auch schon in der vorherigen Kategorie angesprochen, wurde das körperliche Wohlbefinden, durch den Verzicht auf Milchprodukte ausgelöst und damit durch den letzten Schritt zum Veganismus.

> „Es hat sich rausgestellt, dass es uns besser geht ohne das Milchzeugs (...)" (I.4).

Darüber hinaus wurde angesprochen, dass Sinnesempfindungen durch den Veganismus als feiner und besser empfunden werden.

> „Das dauert einfach und das ist eigentlich eine schöne Sache, weil man wird feiner in seinen Empfindungen, also den Geschmacksempfindungen" (I.4).

Psychische Veränderungen, die die nächste Unterkategorie aufgreift, wurden von den Befragten häufiger angesprochen. Dabei wurden sowohl seelische Verbesserungen, als auch seelische Verschlechterungen erwähnt, die durch den Veganismus ausgelöst wurden.

Zunächst wird die Kategorie der Bereicherungen thematisiert. Von allen Probanden wurden verschiedene Aspekte angesprochen, die sich zum Teil ähnlich sind. In Interview eins wurde auf die Frage nach seelischen Veränderungen, die eigene Überzeugung genannt, wodurch ein gewisser Stolz auf die eigene Leistung entstanden ist.

> „Also in dem Sinne schon, weil ich finde ja gut was ich mache, ich stehe da ja dahinter (…) also ich mache das aus Überzeugung (…)" (I.1).

In Zusammenhang damit wurde erwähnt, dass das Anregen anderer Menschen durch die eigene Meinung, ebenfalls eine Art der Bereicherung ist.

> „Aber dadurch, dass man da so dahinter steht, ist es dann schon schön, wenn die Meinung dann irgendwo Anklang findet (…)" (I.1).

In Interview zwei wird angesprochen, dass Negatives durch die Entscheidung zum Veganismus kompensiert wird. Mit negativen Themen sind dabei belastende Probleme gemeint, die durch den veganen Lebensstil in das Bewusstsein der Menschen gelangen. Der Interviewte sieht den Veganismus dabei als Weg der Bewältigung.

> „(…) Dann kann ich dieses negative Thema damit kompensieren, dass ich sag, okay aber ich mache bei diesem Mist jetzt nicht mehr mit" (I.2).

Auch in Interview drei beschreibt die Befragte ein Gefühl von Glück, das eben durch diese Kompensation entsteht.

> „Also ich habe das Gefühl, dass ich wirklich für mich einen Weg gefunden habe, mit vielen Problemen umzugehen (…) und mich macht das halt einfach glücklich" (I.3).

Genau diese Art der Bereicherung, die durch den Veganismus entsteht, wird auch im vierten Interview aufgegriffen und in Verbindung mit dem Tierleid gebracht, das durch diese Lebensweise nicht unterstützt wird. Weiterhin wird dazu angesprochen, dass es zu einer seelischen Verbesserung kommen kann, wenn durch die Ernährungsumstellung keine Verdrängung von negativen Themen mehr stattfinden muss. Dieser Punkt wird durch die folgende Textpassage nochmals genauer dargelegt und korrespondiert zudem ebenfalls mit den zuvor genannten Aspekten der Bereicherung.

> „(...) Mittlerweile weiß man einfach, wie die Tierhaltung läuft und wenn man das ausblendet, so zu sagen in sein Unterbewusstsein reindrückt, du weißt ja eigentlich, was da passiert. (...) Ich denke, dass das nicht gut ist, wenn man etwas so verdrängen muss" (I.4).

Neben den zuletzt thematisierten Punkten, die im Grunde genommen alle mit einer Bewältigung von negativen Themen zusammenhängen, wurde in diesem letzten Interview noch ein neuer Punkt angesprochen. Das Entstehen einer gewissen seelischen Feinheit wird in diesem Fall als psychische Veränderung gesehen, die durch den Veganismus entsteht.

> „(...) Ich glaube, man wird auch seelisch feiner. Zum Beispiel die Gewalt, die wir den Tieren antun und dieses Leid. (...) und dieses ganze Adrenalin, das dann ja in Fleisch oder eigentlich auch in Milchprodukten dann drin ist (...) ich glaube schon, dass das irgendwie spürbar ist" (I.4).

Neben den psychischen Bereicherungen, die die Befragten durch ihren veganen Lebensstil wahrnehmen, wurde zudem deutlich, dass auch psychische Belastungen auftreten können. Diese seelischen Verschlechterungen werden durch die nächste Unterkategorie aufgegriffen. Wie eben schon thematisiert, hängt mit dem Veganismus auch eine gewisse Auseinandersetzung mit negativen Themen zusammen. Der Proband aus Interview zwei beschreibt genau dieses Vorkommnis.

> „(...) Wenn man sich auf dieses Thema einlässt, dann kann das ja sogar zu Beginn eine gewisse Verschlechterung bedeuten, weil du dich auf so negative Themen einlässt" (I.2).

Eine mögliche seelische Belastung, durch die Konfrontation mit negativen Themen, wurde in Interview drei zwar nicht direkt angesprochen, wurde aber dennoch an manchen Stellen des Gesprächs erkennbar. Eine Textpassage aus diesem Interview zeigt die psychischen Auswirkungen der Auseinandersetzung.

> „Und all diese Probleme, die irgendwo global sind, was mich immer sehr, sehr traurig gemacht hat und wo ich auch viel geweint habe früher, weil ich mir so dachte, wieso sind die Menschen so? Wieso sind wir so scheiße und achten nicht aufeinander und machen alles kaputt (...) wir haben gar nicht das Recht, unseren Kindern das zu nehmen, also ich fande das da einfach so unfair" (I.3).

Zudem beschrieb ein Veganer die Entstehung einer weiteren Verschlechterung, die ebenfalls durch die Konfrontation mit negativen Themen in Zusammenhang mit der Ernährung entstand. In Interview zwei wurde angesprochen, dass ebenfalls eine gewisse Wut entstehen kann.

> „(...) Bei mir ist es eher so, da baut sich eine gewisse Wut auf, ich könnte dann Einigen wieder die Gurgel rum drehen, weil ich mir denke, warum macht ihr sowas eigentlich" (I.3).

Durch die Gespräche mit den Veganern haben sich zum Thema der Veränderung noch weitere Unterkategorien entwickelt. Eine davon beschreibt eine Veränderung, die sich in allen Interviews auf eine gewisse Weise gezeigt hat. Mit der Zeit können Veganer eine Abneigung gegenüber tierischen Lebensmittel entwickeln und erkennen diese zum Teil nicht mehr als Lebensmittel an. Generell kann gesagt werden, dass alle Befragten mindestens ein Nahrungsmittel tiersicher Herkunft als abstoßend und unappetitlich beschrieben. Die Ausprägungen des entwickelten Ekels waren allerdings unterschiedlich. Ob alle tierischen Lebensmittel als unappetitlich empfunden wurden oder nur ein Teil, war von Person zu Person unterschiedlich. In Interview eins und vier wurde diese Entwicklung gegenüber Eiern deutlich.

> „Wie gesagt, das mit den Eiern, da wird mir eher übel, wenn ich das jetzt zum Beispiel rieche" (I.1).

> „(...) Und Eier hab ich gar nicht gegessen, da mag ich den Geschmack nicht mal, Geruch, Geschmack (...)" (I.4).

Zusätzlich wurde in Interview vier eine ähnliche veränderte Haltung gegenüber Milch deutlich.

> „Also ich habe bis ich ungefähr 20 war Milch getrunken und danach habe ich den Geruch und den Geschmack nicht mehr ertragen" (I.4).

Auch in Interview zwei wurde ein Ekel gegenüber Milch erwähnt.

> „Weil Milchprodukte finde ich echt super eklig (...)" (I.2).

Einer der befragten Veganer äußerte sich zudem direkt dazu, dass tierische Lebensmittel für ihn keine Nahrungsmittel mehr darstellen.

> „Ich sehe tierische Lebensmittel halt nicht mehr als Nahrungsmittel an" (I.3).

Mit dieser Kategorie kann deutlich gemacht werden, dass sich mit einer veganen Ernährung die Haltung gegenüber tierischen Lebensmitteln verändern kann. Je nachdem wie stark diese Veränderung ausgeprägt ist, kann es zu einem Ekel gegenüber gewissen Produkten kommen, bis zu der Überzeugung, dass kein tierisches Lebensmittel mehr als Nahrungsmittel in Betracht kommt.

Die weitere Unterkategorie bezieht sich auf das Wissen über tierische Lebensmittel. Durch einige Gespräche wurde deutlich, dass sich ein zuvor lückenhaftes Wissens, im Laufe des veganen Lebensstils zu extremer Auseinandersetzung mit tierische Lebensmittel und Produkten wandeln kann. Diese Kategorie beschreibt diese Veränderung im Folgenden genauer. Zwei der fünf befragten Veganer haben auf sehr ähnliche Weise ein mangelhaftes Wissen über tierische Lebensmittel angesprochen, bezogen auf Milch und Milchprodukte.

> „Ich habe immer gedacht, (...) die Kühe geben halt Milch (...) man muss die von dieser Milch befreien, weil die wissen ja gar nicht wohin damit, so ungefähr" (I.2).

> „(...) Irgendwie habe ich immer gedacht früher, dass Milch einfach existiert, also eine Kuh ist da, um Milch zu geben" (I.3).

In diesen Textpassagen wird deutlich, dass sich die Probanden vor ihrem veganen Lebensstil keine Gedanken über die Herkunft und Bedeutung gemacht haben. In der folgenden Aussage wird direkt das mangelnde Wissen und Verständnis gegenüber tierischen Produkten angesprochen.

> „Also ich hatte vorher nur nicht das Verständnis dafür. Ich wusste nicht, dass es Leid zufügt (...) oder tatsächlich auch super uncool für die Umwelt ist" (I.3).

Verändert wurde genau dieses Unverständnis durch den Wandel zum Veganismus. Ein Erhalt von Informationen kann somit ein Auslöser sein, der die Umstellung zum Veganismus bedingt. Diese Informationen können dann die vorhandenen Wissenslücken schließen. Allerdings stellt sich dabei die Frage, ob den Menschen wirklich die Information und das Wissen fehlte oder ob das Wissen einfach verdrängt wurde? Was allerdings mit Sicherheit bei den Befragten der Fall war, dass sie sich durch neuerlangte Informationen dem Veganismus zugewandt haben. Bei zwei Interviews konnte festgestellt werden, dass sich diese Unwissenheit umgewandelt hat. Deutlich wurden extreme Gedankengänge, der beiden befragten Personen, zum Thema Milch.

> „Ich habe gedacht, das ist ihre Aufgabe und habe gar nicht so reflektiert, dass das ja eigentlich Muttermilch ist, für das Kalb und dann dachte ich mir so, ganz im Ernst, wenn (...) eine fremde Frau ihre Milch abzapfen würde und davon Käse machen würde, ich würde mich da so vor ekeln" (I.3).

Auch in Interview zwei hat der Befragte diese Unwissenheit bzw. Verdrängung überwunden und beschreibt nun sehr klar, was Milch für ihn bedeutet.

> „(...) Und dann werden denen die Jungen weggenommen, damit man die Muttermilch von den Tieren da irgendwie abzapfen kann" (I.2).

Neben diesem Thema wurden auch weitere Aspekte eines veganen Lebens reflektiert. Einer der befragten Veganer spricht dabei das Thema Leder an und macht damit deutlich, wofür dieses tierische Produkt stehen kann bzw. mit was es in Verbindung gebracht werden kann.

> „Dann rennt man halt mit einem Stück Körper rum" (I.3).

> „(...) Es gibt manchmal so Momente, da denke ich, wenn das jetzt Menschenhaut wäre, dann würde mich das anekeln. Dann würde ich das nicht tragen wollen, also das sind so krasse Gedanken (...)" (I.3).

Mit diesem letzten Satz wird nochmal direkt angesprochen, dass extreme Gedanken mit dem Veganismus in Verbindung stehen können. Diese Unterkategorie konnte damit eine Veränderung darlegen, die sich in den Gedankengängen der Personen zeigt. Der Zustand vor dem veganen Lebensstil, in dem wenig über tierische Produkte reflektiert wurde, kann sich durch den Veganismus in bestimmten Fällen dazu wandeln, dass sehr genau über tierische Produkte nachgedacht wird.

5.2.5 Veganismus und Außenstehende

Im Gegensatz zur vorherigen Überkategorie, die sich mit den Veränderungen beschäftigt hat, die die befragten Veganer selbst betreffen, geht die folgende Überkategorie über die einzelnen Personen hinaus. Genauer wird dabei der Umgang mit außenstehenden Personen sowie deren Reaktion gegenüber einer veganen Lebensweise thematisiert. Außerdem werden die Wege der Kommunikation aufgegriffen.

Die erste Unterkategorie dreht sich um das Vermeiden von Verurteilen in Bezug auf andere Menschen. Zwei der fünf Befragten sprachen das in Zusammenhang mit Menschen, die einer anderen Ernährungsform folgen, an.

> „Also ich habe versucht mir abzugewöhnen, so über andere zu urteilen" (I.2).

> „(...) Generell (...) hat das nichts mit dem Wert des Menschen zu tun" (I.3).

Beide Veganer begründeten diese Ansichtsweise damit, dass sich Menschen an unterschiedlichen Punkten des Lebens befinden und ein Bewusstsein dahingehend noch nicht erarbeitet wurde.

> „Dabei darf man jetzt auch nicht vergessen, dass ich jetzt auch nicht als Veganer auf die Welt gekommen bin und diese Sichtweise, die ich jetzt habe, die habe ich mir (...) teilweise selbst erarbeitet, teilweise hat mich irgendjemand anderes darauf gestoßen und es ist insofern (...) jetzt soweit, dass ich mir da eigentlich kein Urteil über andere Menschen erlauben will, weil die sind schlicht grade einfach nur an einem anderen Punkt ihres Lebens (...)" (I.2).

> „(...) Oftmals ist ja noch nicht (...) dieses Bewusstsein da (...)" (I.3).

In der folgenden Unterkategorie wird die Kommunikation mit Außenstehenden thematisiert. Alle Probanden schilderten dabei, dass sie eine aktive Kommunikation mit Außenstehenden zum Thema Veganismus vermeiden. Dafür wurden viele unterschiedliche Begründungen genannt. Die befragten Personen aus Interview eins und zwei vermeiden eine aktive Kommunikation, da Menschen akzeptiert werden sollen, die kein Bedürfnis haben ihren Ernährungsstil zu ändern und kein Interesse daran zeigen.

> „(...) Ich würde ja genauso wenig von jemanden überzeugt werden wollen, wenn ich da keinen Bock drauf habe" (I.1).

> „(...) Die Leute, die sich nicht dafür interessieren, die interessieren sich halt auch nicht dafür" (I.2).

Auch in Interview vier wurde dieser Aspekt angesprochen und in Verbindung mit Aufdringlichkeit gebracht.

> „(...) Ich bin da nicht aufdringlich (...)" (I.4).

Weiterhin wurde angesprochen, dass ein Bekehren oder Anprangern anderer Menschen nicht gewünscht ist.

> „(...) Es geht ja nicht darum irgendjemanden anzuprangern oder zu belehren (...)" (I.1).

Andere Gründe dafür, dass eine aktive Kommunikation vermieden wird, sind schlechte Erfahrungen oder auch, dass es bei anderen Personen nicht immer gut ankommt.

> „Das kommt halt generell nicht so gut an (...)" (I.2).

> „Also ich habe (...) als Teenager schon festgestellt, dass wenn man den anderen Leuten so begeistert erzählt, was man jetzt tolles für sich entdeckt hat, dass das nicht so gut ankommt. (...) Die Leute fühlen sich provoziert, auf den Schlips getreten" (I.4).

Eine der befragten Personen sprach zudem davon, ihre vegane Lebensweise nicht aktiv nach außen zu kommunizieren, da sie nicht über die Ernährung definiert werden möchte.

> „Das mache ich nicht, weil das bin halt nicht nur ich. Das ist natürlich ein wichtiger Teil irgendwo. (...) Das beeinflusst mich als Mensch und das macht mich auch aus, aber ich bin halt noch so viel mehr als meine Ernährung" (I.3).

Außerdem empfand diese Probandin ihre ersten Berührungen mit dem Veganismus als negativ. Um anderen Menschen ähnliche Erfahrungen zu ersparen, möchte sie diese nicht direkt mit dem Veganismus konfrontieren.

> „(...) Also dadurch, dass meine ersten Erfahrungen immer so negativ waren, habe ich immer Angst, dass ich ein Mensch bin, der den Menschen eine negative Erfahrung, dass die da durch mich eine negative Erfahrung mit dem Veganismus haben" (I.3).

Eine zurückhaltende Kommunikation kann ebenfalls auf die Empfindung zurückgeführt werden, dass dem Veganismus negative Attribute anhaften.

> „(...) Es ist mir manchmal unangenehm das zu sagen, weil ich immer noch das Gefühl habe, dass der Veganismus noch ein sehr negatives Bild mit sich bringt (...)" (I.3).

All die genannten Aspekte stellen für die befragten Veganer Gründe dar, ihre Lebensweise nicht aktiv nach außen zu kommunizieren, sondern eher zurückhaltend damit umzugehen.

Die nächste Unterkategorie beschreibt die Kommunikation bei Interesse über den Veganismus. Zu diesem Thema schilderten zwei der Befragten Diskussionen als Kommunikationswege, die vorkommen, aber nicht der ideale Weg sind.

„(…) Ich muss ehrlich sagen, ich habe selten diskutiert, weil ich finde, das ist nicht der richtige Weg. (…) Weil du merkst, ob jemand Interesse hat, das zu erfahren oder einfach nur rumstänkern will" (I.3).

„Ich finde, Diskussion bringt normalerweise auch nichts (…)" (I.4).

Eine gute Möglichkeit der Kommunikation über den Veganismus wurde von fast allen Probanden in Gesprächen mit interessierten Personen gesehen.

„Also bei Manchen ergibt es sich halt, dann ist es auch schön irgendwie, wenn sich ein Gespräch darüber ergibt (…)" (I.1).

„Wenn es sie interessiert ja" (I.2).

„(…) Ich bin da nicht aufdringlich, sondern ich habe mir immer gedacht, ich lebe mein Leben und wenn mich jemand fragt, dann erzähle ich gerne diese Geschichte (…)" (I.4). Neben diesem möglichen Kommunikationsweg, der auf dem Interesse des Gegenübers beruht, gibt es für einige Befragte noch weitere Wege, ihre vegane Lebensweise nach außen zu transportieren.

Die Wege der Kommunikation werden in der folgenden Unterkategorie aufgezeigt. Eine Form stellt dabei die positive Darstellung des Veganismus, durch Sport und Gesundheit dar. Dieser Punkt war einem der Befragten besonders wichtig, da er diese Art der Herangehensweise als beste Möglichkeit sieht, auf den Veganismus im positiven Sinne aufmerksam zu machen.

„(…) Ich habe tatsächlich festgestellt, am meisten bringt es was , wenn man das ganze irgendwie positiv verkörpert. Also das ganze irgendwie positiv darstellt, zum Beispiel bin ich jetzt sportlich, das will eigentlich jeder gerne sein, ich lebe gesund, sehe relativ fit aus, meinen Kindern geht es gut" (I.2)".

Auch in Interview vier wurde das Argument der Gesundheit als Weg der positiven Darstellung genannt.

„Das tolle ist halt, wir sind einfach gesund, das reicht ja auch als Argument" (I.4).

Weiterhin wurde die Nutzung von Social Media und das Teilen und Unterstützen von Beiträgen als dezente Art der Kommunikation beschrieben.

„(…) Zum Beispiel in den sozialen Netzwerken, ich mach halt viel so Petitionen mit und teile gerne mal Artikel (…)" (I.4).

„(…) Das ist so mein politisch-soziales Engagement (…). Und das halt auf eine freundliche, dezente Art und Weise" (I.4).

Diese beiden Punkte machen deutlich, dass eine positive und dezente Kommunikation von einigen Befragten für die sinnvollste Methode gehalten wird, um den Veganismus nach außen zu transportieren.

Die nächsten beiden Unterkategorien grenzen sich vom Umgang mit Außenstehenden und der Kommunikation mit ihnen ab. Thematisiert werden Reaktionen in Bezug auf den veganen Lebensstil im persönlichen Lebensumfeld der befragten Veganer.

Zunächst werden die positiven Reaktionen beschrieben, die je nach Person von unterschiedlichen Kreisen ausgingen. Eine Probandin beschrieb die Reaktion ihrer Familie als sehr positiv.

> „Mein Papa hat das auch verstanden (...) und er meinte dann auch, ja das finde ich voll gut" (I.3).

> „Meine kleine Schwester fand das auch richtig cool" (I.3).

Ebenfalls gab es positive Reaktionen im Bekanntenkreis.

> „Naja und bei Menschen, die ich kennenlerne, da ist es dann eher so, die sehen das dann irgendwann, wenn ich nachfrage, wenn man essen geht oder so" (I.3).

> „Und dann ist es auch wieder gut, das ist dann so eine kurze Info, die sie bekommen haben und manchmal reden die darüber, aber meistens wird da gar nicht drüber geredet, das ist einfach sowas wie, aha okay, ja schön" (I.3).

Weiterhin wurde von einer Befragten der Freundeskreis genannt, für den ihr veganer Lebensstil kein Problem war.

> „In der Schule tatsächlich, also so von meinen Freunden die wissen das ja alle, so von meinem normalen Stammfreundeskreis war das kein Problem (...)" (I.1).

Neben diesen positiven Reaktionen schilderten einige Veganer diesbezüglich ebenfalls negative Erfahrungen. Dabei gingen in diesem Fall die negativen Reaktionen immer von der Familie aus. Zwei der befragten Personen beschrieben ein Unverständnis in Teilen des familiären Umfelds.

> „Also Familie, mein Papa kann es nicht so ganz verstehen" (I.1).

> „Er versteht das nicht so. Die Oma schon gleich gar nicht" (I.1).

> „Also das einzige war halt meine große Schwester, (...) die versteht das halt gar nicht" (I.3).

Eine weitere negative Reaktion in Bezug auf die Umstellung der Ernährung, die ebenfalls von einem Teil der Familie ausging, waren Beleidigungen, die von einer Probandin in Interview vier beschrieben wurden.

> „Puh ja früher halt, also als mich meine Oma damals als asozial bezeichnet hat, das hat mich schwer getroffen" (I.4).

Diese beiden Kategorien konnten sowohl negative als auch positive Reaktionen aufzeigen, die in Zusammenhang mit dem veganen Lebensstil der befragten Personen stehen. Positive Reaktionen kamen nach den Beschreibungen in unterschiedlichen Kreisen vor, negative Reaktionen wurden nur aus dem familiären Umfeld beschrieben.

Ein weiterer negativer Aspekt der Auseinandersetzung mit Außenstehenden ist die Konfrontation mit verbaler Provokation. Dabei ist zu vermerken, dass es zwar provokative Äußerungen gab, direkte Anfeindungen aber nicht geschildert wurden. Mit diesem Thema beschäftigt sich die folgende, letzte Unterkategorie. Zum besseren Verständnis dieser Kategorie muss erwähnt werden, dass in den Interviews gezielt nach der Auseinandersetzung mit Personen aufgrund von Anfeindungen oder Kritik bezüglich der veganen Lebensweise, gefragt wurde. Diese Frage wurde in allen Interviews verneint.

> „Ich hatte nie Anfeindungen (...)" (I.4).

> „Ne ich glaube, da fühle ich mich mittlerweile respektiert" (I.4).

> „Ne aber das hatte ich auch ehrlich gesagt in anderen Bereichen nicht, weil die Leute nicht, also ich habe immer das Gefühl, dass ich nicht so angefeindet werde" (I.2).

Mehrmals in Zusammenhang mit dieser Frage wurde allerdings die Konfrontation mit provokativen Äußerungen erwähnt. So wurde die Frage nach Kritik in Interview eins verneint und die Sprache auf solche „Sprüche" gebracht, die stattdessen vorkamen.

> „(...) Außer vielleicht einen dummen Spruch (...) von wegen Mangelernährung oder es ist nicht gesund" (I.1).

Auch in Interview drei wurden Punkte genannt, die anstelle von extremen Anfeindungen oder Kritik immer wieder aufkamen.

> „Es kamen halt so diese Standard-Sprüche, Fleisch ist gesund, Milch ist gesund, braucht man ja irgendwo" (I.3).

In Interview vier wurden Situationen geschildert, in denen provokative Äußerungen aufgrund der Ernährung vorkamen.

> „(...) Letztes Jahr (...), da kam so ein Kommentar, ihr mit eurem Öko-Scheiß" (I.4).

> „(...) Wenn jemand mit so dummen Argumenten ankommt oder blöden Sprüchen, dann halt ich einfach dagegen" (I.4).

Diese letzte Kategorie macht deutlich, dass sich direkten Anfeindungen keiner der Befragten ausgesetzt sah. Dieser Punkt schließt die Thematik des Veganismus mit Außenstehenden ab.

5.2.6 Positive und nachteilige Aspekte des Veganismus

Die nächste Überkategorie stellt einen kleineren thematischen Übersichtspunkt dar, unter dem nur zwei Unterkategorien zu finden sind. Im Folgenden werden positive und negative Gesichtspunkte des Veganismus aufgegriffen, die die befragten Personen wahrnehmen und empfinden.

Die erste Unterkategorie beschäftigt sich mit den positiven Aspekten. Die Probanden schilderten dazu einige Punkte, die sie persönlich als positiv am veganen Lebensstil empfinden. In zwei Interviews wurde zunächst das Leid der Tiere in der industriellen Tierhaltung angesprochen, das durch den Veganismus nicht unterstützt wird.

> „(...) Besonders gut vielleicht einfach (...) jeder hat ein Grundrecht und das sollte eigentlich auch für Tiere gelten" (I.1).

> „Also was (...) am Veganen auch sehr positiv ist, dass die industrielle Tierhaltung überhaupt keine Rolle spielt" (I.4).

In einem weiteren Interview wurde angesprochen, dass der Veganismus die Menschen auf eine gewisse Weise erzieht. Dabei wird Bezug auf Nachhaltigkeit und Achtsamkeit genommen, was die folgende Textpassage zeigt.

> „Und der Veganismus erzieht schon ein bisschen dahingegen (...) also auch mit Achtsamkeit und auch mit der Nachhaltigkeit" (I.1).

Auch die Probandin aus Interview drei bringt den veganen Lebensstil in Zusammenhang mit Achtsamkeit.

> „(...) Das ist eigentlich die reinste Form dessen, auf Andere zu achten (...)" (I.3).

Ein weiterer positiver Punkt, der in diese Erziehung mit hineinspielt, sind Grundgedanken des Zusammenlebens, die laut einer Befragten mit dem Veganismus zusammenhängen.

> „Und ich finde, so diesen Grundgedanken, wenn den sich die Menschen mal ein bisschen einprägen würden, sowohl auf das Essen bezogen also auf die ihre Tiere, als auch auf ihre Mitmenschen, so was du nicht willst was man dir tut, das füg auch keinem anderen zu, würden wir in einer ganz anderen Welt leben" (I.1).

In Interview drei wird von einem bewussteren Umgang bezüglich des Konsums gesprochen, der durch den veganen Lebensstil erlangt wurde.

> „(...) Das ist einfach ein ganz bewusster, also ein viel bewusster Umgang mit dem, wie man konsumiert (...)" (I.3).

Eine weitere Probandin sieht den Veganismus insofern als Bereicherung, da durch ihn andere Möglichkeiten erkannt werden und Neues erlernt werden kann.

> „Ich finde es eigentlich eher eine Bereicherung, dadurch, dass du (...) andere Möglichkeiten versuchst auszuschöpfen" (I.1).

> „Also ich muss auch sagen, ich habe (...) dadurch, dass ich Vegetarier geworden bin, echt voll das Kochen gelernt (...) und jetzt durch meinen veganen Ernährungsstil noch viel mehr" (I.1).

In Interview vier wird von einer Sinnesbereicherung gesprochen.

> „(...) Es schmeckt alles so gut" (I.4).

> „(...) Es schmeckt gut, es riecht gut, es macht mich physiologisch nachweisbar glücklich, weil ich die Stoffe esse, die mein Körper braucht" (I.4).

In folgender Textpassage wird neben dem körperlichen Wohlbefinden, die Möglichkeit des Umweltschutzes angesprochen.

> „Und neben der eigenen Verbesserung des Wohlbefindens, wenn man dann noch was für den Planeten tun kann, ist doch genial" (I.4).

Ein letzter, positiver Gesichtspunkt, ist womöglich ein besonders wichtiger, ohne den die Einhaltung eines Lebensstils generell erschwert wäre. Die folgende Textstelle zeigt den Aspekt Spaß an der gewählten veganen Ernährungsform.

> „(…) Es macht Spaß, die Zutaten zu händeln (…) Hülsenfrüchte, Gemüse, das ist halt schön zu händeln und als ich mal einen Fisch gebraten habe, das macht keinen Spaß. (…) Diese Formvielfalt, die Gemüse hat." (I.4/).

Grundsätzlich macht diese Vielzahl an Aspekten deutlich, dass es für die befragten Veganer mehrere Aspekte gibt, durch die der Veganismus für sie zur Bereicherung wird.

Wie anfangs bereits erwähnt, kamen nicht nur positive Aspekte zur Sprache, sondern ebenso negative, durch die der Veganismus kritisch gesehen wird. Einer der Probanden nannte die Trendbewegung, die mit dem Veganismus zusammenhängt, als kritischen Punkt. Bemerkt wurde dabei, dass die Entscheidung zur Änderung des Lebensstils gut überlegt und bewusst geschehen sollte und nicht aufgrund eines Trends.

> „Was mich persönlich total annervt, ist, dass daraus so ein Mode-Hype geworden ist, das geht mir total auf den Senkel. Also ich freue mich über jeden, der vegan wird, aber ich mag das lieber, wenn Leute das machen, wenn sie sich da ernsthaft drüber Gedanken gemacht haben und nicht weil, keine Ahnung, Jennifer Lopez das gerade macht" (I.2).

Des Weiteren wurde im selben Interview die Gruppe der Veganer selbst angesprochen. Als Kritikpunkt wurde die Geschlossenheit dieser Gruppe gegenüber anderen Menschen genannt sowie die damit zusammenhängende mangelnde Offenheit gegenüber Außenstehenden.

> „Das ist so eine in sich geschlossene Gruppe geworden, so nach dem Motto, ja wenn du nicht Veganer bist, dann rede ich nicht mit dir" (I.2).

> Und das find ich, ist so ein Kritikpunkt an dieser veganen Bewegung, dass das teilweise ein bisschen zu engstirnig gesehen wird" (I.2).

In einem weiteren Interview wurde ebenfalls Kritik an der Gruppe der Veganer ausgesprochen. Dabei wurde ein extremes Missionieren anderer Menschen als negativ angesehen. Kritikpunkt ist somit das Aufdrängen des veganen Lebensstils.

> „(…) Auch oftmals frisch übergelaufene Veganer, die sind oft sehr stark am Missionieren" (I.4).

> „Das bringt halt auch nichts und (…) die sind teilweise auch einfach ein bisschen aggressiv" (I.4).

Bei den vorangegangenen Aspekten wurde die Gruppe der Veganer selbst angesprochen. Die befragten Veganer äußern sich damit kritisch gegenüber der möglichen Denkweise und Vorgehensweise anderer vegan lebender Personen. Ein weiterer negativer Punkt, der in Zusammenhang mit dem Veganismus genannt wurde, ist eine ausgewogene Ernährung, die in der veganen Philosophie nicht grundsätzlich berücksichtigt wird. So ist eine Verbindung zwischen einer veganen und einer gesunden Ernährung nicht zwangsläufig gegeben.

> „Besonders kritisch finde ich halt, dass nicht auf eine vollwertige Ernährung Wert gelegt wird, in der grundsätzlichen veganen Philosophie (…)" (I.4).

Die genannten Kritikpunkte machen deutlich, dass für praktizierende Veganer durchaus Aspekte vorliegen, die am Veganismus kritisch gesehen werden.

5.2.7 Frustration und Motivation

Diese nächste thematische Überkategorie gliedert sich in zwei Unterkategorien, die sich mit Frustration und Motivation in Bezug auf den veganen Lebensstil beschäftigen. Die Frage ist hierbei, ob bei den befragten Personen Frustrationen in Zusammenhang mit dem Veganismus auftreten und wie sie sich im Falle dessen erneut motivieren.

Die erste Unterkategorie behandelt das Auftreten von Frustrationen, die durch unterschiedliche Faktoren ausgelöst werden können. In zwei Interviews wurden Punkte angesprochen, durch die Frustration entstehen kann. Dabei geht es um die Situation der Menschen und der Umwelt. Eine Frustration entsteht demnach dadurch, dass der gewählte vegane Lebensstil zu einer Verbesserung der Situation beitragen soll, der Anschein, dass eine Verbesserung nicht möglich ist, jedoch in manchen Momenten überwiegt. Eine Probandin spricht in diesem Zusammenhang von einem gewissen Weltschmerz, der durch Dokumentationen ausgelöst wird.

> „Es gibt Momente, wenn ich Dokumentationen gucke, also unabhängig vom Veganismus Dokumentationen. (…) Wenn einfach Dinge in der Welt passieren, die ich einfach schwierig greifen kann, weil ich das nicht verstehe, wie man so miteinander umgehen kann, dann kann ich drüber weinen, dann weine ich auch da drüber, das kann man dann auch sehen, dann habe ich so einen richtigen Weltschmerz, das fällt mir halt sehr schwer damit umzugehen" (I.3).

Auch in Interview vier wird diese Art der Frustration in Zusammenhang mit einer steigenden Weltbevölkerung und dem damit steigenden Konsum angesprochen.

> „(...) Das Problem ist halt, es werden immer mehr Leute bewusst, umweltbewusst, ernährungsbewusst aber dadurch, dass es halt immer mehr Menschen werden, auf der Welt. (...) Da denke ich schon manchmal, ja was habe ich jetzt davon, wenn ich versuche mein schönes, kleines, ökologisches Leben zu leben (...) wenn es an einer anderen Stelle der Welt exponentiell nach oben geht" (I.4).

Auch in Bezug auf ein unbewusstes Leben vieler Menschen, wird dieser Aspekt der Frustration angebracht.

> „Wenn man Deutsche sieht, die sich dieses billig Fleisch in großen Mengen reinpfeifen, das frustriert mich schon das Problem" (I.4).

> „Wie man ein Mensch sein kann, der so unbewusst oder ja unempathisch ist, das lässt mich eigentlich schon verzweifeln, wenn ich denke, dass 90% der Leute oder so sind" (I.4).

Neben diesem Weltschmerz wurden noch zwei weitere Aspekte aufgezeigt, durch die eine gewisse Frustration entsteht. In Interview zwei wurde das Thema der veganen Kinderernährung angesprochen. Dieser Proband gehört nicht nur selbst dem Veganismus an, auch die Kinder werden vegan ernährt. Frustration tritt demnach durch die mangelnde Akzeptanz Außenstehender gegenüber veganer Kinderernährung auf.

> „(...) Frustrierend ist es ein bisschen, dass das nicht ganz so gut aufgenommen wird mit den Kindern" (I.2).

Ein abschließender Aspekt zu dieser Kategorie stellen Gelüste dar, die bei einer Probandin zu Beginn der Umstellung zum Veganismus eine abgeschwächte Art von Frustration hervorgerufen hat.

> „Also frustriert ist vielleicht ein bisschen zu krass gesagt, aber die Gelüste waren halt einfach noch da" (I.1).

Die thematisierten Punkte zeigen, dass Frustrationen nicht immer direkt durch den veganen Lebensstil ausgelöst werden, sondern auch durch andere Themen und Situationen in verschiedenen Lebensbereichen.

Die an die Frustrationen angrenzende Frage bezog sich in den Interviews auf die Möglichkeiten der Motivation. Genauer gesagt, wie sich die befragten Veganer im Falle der Frustration erneut aufbauen und motivieren. Die folgende Unterkategorie bezieht sich demnach auf die geschilderten Wege der Motivation, falls diese notwendig war. Ein erster Aspekt, der dabei helfen kann Motivation zu finden, ist die Zufriedenheit mit sich selbst.

> „Aber ich denke mir halt immer, ich mache alles, was ich kann und so gut ich kann und so viel ich kann und mehr kann ich einfach nicht machen" (I.4).

Zudem wurde der Effekt angesprochen, den Menschen auslösen können, wenn sie zusammen an einer Sache arbeiten.

> „(...) Ich rette mich dann halt immer mit dem Gedanken, wenn es alle Menschen machen, wenn es hunderttausend, wenn es eine Millionen (...) dann hätte es einen Effekt (...)" (I.4).

5.2.8 Ausblick

Die letzte thematische Überkategorie schließt den Ergebnisteil der qualitativen Sozialforschung mit einem Ausblick ab.

Die erste dazugehörige Unterkategorie greift nochmals Kritikpunkte auf, die im Laufe einiger Interviews angesprochen wurden und nicht direkt mit dem Veganismus in Zusammenhang stehen. Diese Unterkategorie beruht nicht auf einer direkten Fragestellung, sondern ergab sich aus verschiedenen Gesprächsteilen einiger Interviews. Ein Gesichtspunkt, der in mehreren Interviews genannt wurde, bezog sich auf die Menschen, die vor den Problemen der Welt die Augen verschließen.

> „Ja aber das ist dieses Scheuklappendenken irgendwie auch. (...) Es ist ja nicht so, als würde es nicht in den Medien kommen aber irgendwie verschließen die Menschen davor die Augen". (I.1).

> „(...) Die meisten Menschen wollen ja von negativen Sachen gar nichts hören" (I.2).

> „(...) Sowie man tiefer in irgendwelche Themen reingeht, da blocken die meisten Menschen ja ab (...) (I.2).

Zudem wurde in zwei weiteren Interviews Kritik an den Medien ausgesprochen. Nach Ansicht einer Probandin werden die Problematiken des Fleischkonsums zu wenig in den Medien thematisiert.

> „(...) Es ist immer nur dieses Urteil, oh du isst Fleisch, wenn es denn zu einem kommt. Aber (...) da wird nie weitergedacht, Milch, Eier, Käse, das ist dann alles irgendwie in Ordnung" (I.1).

In einem weiteren Interview wurden die Medien aufgrund der falschen Darstellung des Veganismus kritisiert..

> „Ich finde kritisch ist eher (…) wie die Medien damit umgehen (…) also, dass das so wie ein Trend ist oder (…) oder sowas total verrücktes, esoterisch angehauchtes, hippie-mäßiges ist" (I.3).

> „Und dass man einfach nicht versteht, dass es oftmals genau also aus nicht egoistischen Gründen passiert, also das ist eigentlich die reinste Form dessen, auf Andere zu achten und dich nicht in den Mittelpunkt zu stellen. Also oftmals wird es so dargestellt, dass die Menschen sich dadurch nochmal extra in den Mittelpunkt stellen wollen und nochmal extra zeigen wollen, oh ich bin cool, ich bin vegan unterwegs (…)" (I.3).

Deutlich wird durch diese Textstelle, dass der Veganismus nicht mit Egoismus und Erhalt von Aufmerksamkeit in Verbindung gebracht werden sollte, sondern mit Achtsamkeit. Zudem wurde im selben Interview die Verteuerung von veganen Produkten als negativer Punkt angesprochen.

> „Und vor allen Dingen auch, dass man direkt Produkte, die vegan sind, so verteuern, also so teuer machen muss" (I.3).

Grundsätzlich hängt dieser Kritikpunkt nicht direkt mit dem Veganismus an sich zusammen, sondern mit den Preisen, die vom Markt bestimmt werden. Diese Punkte verdeutlichen, dass die befragten Personen nicht nur Kritk gegenüber dem Veganismus äußern, sondern auch in an anderen Bereichen ihres Lebens, die den Veganismus aber dennoch betreffen.

Die nächste Unterkategorie geht zunächst der Fragestellung nach, ob sich die Befragten eine Änderung ihres veganen Lebensstils vorstellen könnten. Grundsätzlich wurde diese Frage von jedem interviewten Veganer verneint.

> „Ne kann ich mir nicht vorstellen" (I.1).

> „Ich kann mir das nicht vorstellen. Ich will aber nie für die Zukunft irgendwie, irgendwelche Aussagen treffen" (I.2).

> „(…) Für mich (…) ist es halt ein Weg des Leides und das möchte ich nicht. Ich möchte einfach kein Leid konsumieren und das auch nicht unterstützen, in keinster Form (…)" (I.3).

> „Auf keinen Fall" (I.4).

Zwei der weiblichen Befragten äußerten sich auch dahingehend, sich keine Änderung ihres Lebensstils während einer Schwangerschaft vorstellen zu können.

„(...) Wenn es so sein sollte, dass ich in einer Schwangerschaft dann irgendwie einen Mangel habe, wieso auch immer, weil der Körper Probleme hat, das und das Vitamin aufzunehmen, dann glaub ich nicht, dass es durch tierische Lebensmittel zu retten ist. Sondern dann muss man halt genau gucken zu welchen Ärzten man geht und das klären. Also ich glaube, bevor ich irgendwas gezielt einnehme, irgendwas tierisches, würde ich halt echt alles probieren, um es nicht zu tun" (I.4).

„Und vor allem dann auch dieses Ding, wenn es dann heißt, ja wenn du mal schwanger wirst und das Kind, das ist ja alles Schwachsinn" (I.1).

Für zwei der befragten Veganer wäre eine Änderung des Lebensstils nur aufgrund einer triftigen Situation, vorstellbar. In zwei Interviews wurde die Tatsache Hunger zu leiden, als triftiger Grund genannt, unter dessen Umständen der Verzehr von tierischen Produkten denkbar wäre.

„Genau, wie gesagt, also im Notfall, wenn es nötig wäre, würde ich das mit Sicherheit machen, also bevor ich verhungre würde ich definitiv lieber ein Schwein töten (...)" (I.2).

„Ich mein, das kann halt dann auch mal sein, weil ich grade oder wenn ich ein Kind habe und das hat einfach Hunger und das stirbt mir sonst weg (...). Aber das sind so Situationen (...) das ist was anderes. (...) Da macht man das dann, weil du einfach um ein Leben bangst" (I.3).

Für einen Probanden stellt ein zusätzlicher triftiger Grund, unter dessen Umständen eine Änderung des Lebensstils für ihn vorstellbar wäre, eine gesundheitliche Beeinträchtigung dar, die der Ernährung zugrunde liegt.

„Ja gut das wäre vielleicht auch noch ein Grund, dass ich jetzt sage, irgendwie komm ich zu der Erkenntnis, dass das langfristig so extrem ungesund ist und ich daran jetzt wirklich mit heftigen körperlichen Leiden zu kämpfen hätte oder meine Kinder (...)" (I.2).

Grundsätzlich kann zu dieser Unterkategorie nun gesagt werden, dass sich keiner der Befragten derzeit eine Änderung des veganen Lebensstils vorstellen könnte.

Die letzte Unterkategorie stellt zugleich die letzte der gesamten Auswertung dar und beschäftigt sich mit Ratschlägen, die Menschen bei der Umstellung zu einem veganen Lebensstil helfen könnten. Dabei wurde der Ratschlag einer langsamen und schrittweisen Umstellung zu einem neuen Lebensstil von allen befragten Veganern gegeben.

> „(...) Ich würde sagen, dass man anfangen soll, einzelne Sachen wegzulassen und nicht alles auf einmal". (I.4).

> „(...) Und das auch Stück für Stück zu machen (...) so dieses, auf die Gewohnheiten zu verzichten, ich glaube das ist einfach zu krass irgendwie auch" (I.1).

> „(...) Und vor allen Dingen Stück für Stück" (I.3).

Ein weiterer Punkt, der in diesem Zusammenhang zusätzlich genannt wurde, ist die Änderung der Gewohnheiten.

> „(...) Dann wäre mein Tipp für diejenigen, zu sagen, mach dir mal Gedanken, mach dir mal einen Plan, probiere mal Stück für Stück (...) deine Routinen zu verändern" (I.2).

Thematisiert wurde von einer Probandin die Reflexion der eigenen Essgewohnheiten.

> „Und einfach so aus diesen moralischen Zügen sein Leben zu reflektieren und dadurch halt auch seine Essgewohnheiten" (I.3).

Nach Reflexion und ersten Änderungen der Routinen, können weitere Schritte, wie das Finden neuer Lieblingsgerichte und veganer Alternativen bei der Umstellung zum veganen Lebensstil helfen.

> „(...) Aber dass man einfach versucht neue Lieblingsgerichte zu finden" (I.2).

> „Wie könnte ich da eine Alternative finden? Oder welche Pflanzenmilch schmeckt mir am besten (...)" (I.3).

Ein weiterer Ratschlag, der ebenfalls des Öfteren gegeben wurde, ist sich zu informieren und mit dem Thema des Veganismus auseinanderzusetzen.

> „Versuche einfach dich Schritt für Schritt zu informieren, was bedeutet Milch, was bedeutet es Eier zu essen, was bedeutet es Honig zu essen" (I.3).

> „Informationen zu holen, dass man mit den ganzen Makro- und Mikronährstoffen vernünftig versorgt ist, mit dem was man isst" (I.4).

> „(...) Ich glaube es ist sinnvoller sich da auch ranzutasten und sich da auch reinzulesen und zu wissen, um was es geht (...)" (I.1).

Zum Ratschlag der langsamen Umstellung nannte eine der befragten Personen die Möglichkeit zunächst auf eine vegetarische Ernährungsform umzusteigen.

> „Jemand, der Fleisch isst und vegan werden möchte, würde ich vielleicht erst mal raten, sich vegetarisch zu ernähren (…)" (I.1).

Ein weiterer Aspekt, der bei der Umstellung hilfreich sein kann, ist die Achtsamkeit gegenüber dem eigenen Körpergefühl.

> „Dann könnte die Person auch schrittweise fühlen, wie sich das anfühlt" (I.4).

Ein Ratschlag, der in einem Interview angesprochen wurde, ist die Verbindung des neuen Lebensstils mit Spaß und Positivität.

> „Sodass man versucht, Veganismus mit etwas Positiven zu verbinden, was einem Spaß macht, was man freiwillig macht (…)" (I.3).

> „Oder welche Pflanzenmilch schmeckt mir am besten und dass man da auch Spaß dran hat und man fünf verschiedene kauft und mit den Freunden zusammen testet und dann daraus Smoothies macht" (I.3).

Ein letzter Aspekt, der im selben Interview genannt wurde, ist das Meiden von Aggressivität.

> „Ja und vielleicht auch weg von den Menschen, die Veganismus halt auch sehr aggressiv machen, also die so, alles ist schlecht und du bist nie gut genug und du musst eigentlich jeden Tag demonstrieren, sondern auch Bock drauf haben und es muss auch Spaß machen irgendwo" (I.3).

Diese Kategorie fasst alle Ratschläge zusammen, die die befragten Veganer an Personen geben würden, die an einer Umstellung ihres Lebensstils zum Veganismus interessiert sind. Besonders einig waren sich die Interviewten bei der Tatsache eine Umstellung nicht zu erzwingen und zu überstürzen, sondern sich Zeit zu lassen. Weiterhin können genaue Information und Aneignung von Wissen bei der Umstellung helfen.

6 Zusammenfassung und Diskussion

Im Folgenden werden die Ergebnisse aus dem Teil der Literaturanalyse sowie aus dem Teil der qualitativen Sozialforschung zusammengefasst und diskutiert. Gegliedert wird diese Zusammenfassung nach den Themen der einzelnen Überkategorien, die sich aus der Auswertung der qualitativen Interviews ergeben haben.

Zu Beginn wurden die Gedanken zur veganen und anderen Ernährungsform/en behandelt. Grundsätzlich ist dabei zu sagen, dass der Veganismus für die Befragten weit mehr Aspekte mit sich bringt, als pflanzliche, tierfreie Ernährung. Ein Punkt, der dabei von allen Interviewten angesprochen wurde, ist das Vermeiden von Tierleid. Auf die Frage nach der Bedeutung des Veganismus, machten zwei der befragten Personen besonders deutlich, dass diese Lebensweise für sie weit mehr als Ernährung bedeutet. Ob diese Ernährungsform von allen Praktizierenden generell als richtige Philosophie angesehen wird oder nicht, kann nicht mit Bestimmtheit gesagt werden. Grundsätzlich konnte durch diese Kategorie gezeigt werden, dass viele Aspekte in die vegane Ernährungsform mit hineinspielen. Übernehmen von Verantwortung sowie Umweltschutz sind Beispiele hierfür. Die anfängliche Aussage, dass der Veganismus weit mehr als eine Ernährungsweise ist, konnte durch die durchgeführten Interviews bestätigt werden. Über die anderen beiden Ernährungsformen, die im Interview thematisiert wurden, herrscht größtenteils eine Akzeptanz unter den Teilnehmern. Dennoch sind Schwierigkeiten und Kritikpunkte nicht auszuschließen. Bezug wurde hierbei meist auf das Wohl der Tiere genommen, das durch eben diese Ernährungsformen nicht grundsätzlich gewährleistet werden kann.

Werden folglich die Rahmenbedingungen des Veganismus zusammengefasst, so kann gesagt werden, dass bei fast allen Befragten eine vegetarische Ernährungsform der veganen vorausgegangen ist. Aber auch eine Umstellung von einer omnivoren Ernährung hin zum Veganismus ist denkbar. Von den Probanden wurde sowohl die Möglichkeit eines schnellen Umstiegs, als auch eines langsamen geschildert. Die im Teil der Literaturanalyse zu findende Aussage von Leitzmann, dass eine Umstellung zum Vegetarismus bzw. Veganismus meist langsam und schrittweise erfolgt, konnte durch die Interviews nicht grundsätzlich bestätigt werden. Diese Überkategorie beschäftigt sich auch mit der Frage, ob die vegane Lebensweise neben der Ernährung noch andere Bereiche des Lebens betrifft. Der Lebensstil der Probanden geht weit über die Ernährung hinaus. So werden auch außerhalb des Lebensmittelbereichs Produkte vermieden, in denen tierische Bestandteile enthalten sind oder solche zur Herstellung verwendet wurden. In welche Lebensbereiche dieser Verzicht mit hineintransportiert wird und wie streng dieser Aspekt befolgt wird, hängt von der einzelnen Person und Einstellung ab. Das betrifft auch die nachfolgende Unterkategorie, die das Thema der Ausnahmen behandelt. Von den interviewten Veganern wurden solche Ausnahmen als seltene Vorkommnisse beschrieben, die durch unterschiedliche Faktoren, wie zum Beispiel fehlende Alternativen sowie extreme Situationen, ausgelöst werden können. Honig kann dabei sogar eine Art beständige Ausnahme sein. Zu diesem thematischen Überpunkt wurden weitere Faktoren dargestellt, die die Umsetzung eines veganen Lebensstils erleichtern können. Die Aussagen fielen dabei sehr unterschiedlich aus. Ein Punkt, der jedoch mehrmals angesprochen wurde ist das Entstehen von Routine. Bei den Faktoren, die eine Umsetzung des Veganismus erschweren, fielen die Ansichten einheitlicher aus. Ein häufig genannter Punkt war dabei das Essen außer Haus.

In der nächsten Überkategorie wurden die Motive des Veganismus und den damit verbundenen Auslösern behandelt. Im Teil der Literaturanalyse wurde unter dem Punkt „Motive der Ethik" mit einem Zitat von Leitzmann, die ethische Überzeugung der Veganer beschrieben. Welches besagt, dass das wichtigste Motiv der Veganer, die ethische Überzeugung ist und dass ein Unrecht ist, Tiere auszubeuten und sie zu töten (Leitzmann 2018: 23). Die Ablehnung gegenüber der Ausbeutung von Tieren wurde in allen Interviews bestätigt. Dabei wurde die industrielle Tierproduktion bzw. Massentierhaltung angeprangert und als Beweggrund gesehen, den Verzehr von tierischen Produkten zu vermeiden. Der Schutz der Tiere wurde von allen Probanden angesprochen und als wichtigster Aspekt bzw. als einer der wichtigsten Aspekte des Veganismus aufgezeigt. Nicht alle interviewte Personen sprachen das generelle Unrecht der Tötung von Tieren an, dennoch wurde deutlich das dieses Töten in der heutigen Zeit nicht mehr als notwendig angesehen wird.

> „(…) Ich bin auch grundsätzlich gegen die Tötung von Tieren zum Essen, das muss nicht unbedingt sein. (…) Wir brauchen es ja nicht zum Leben" (I.4).

Weitere Punkte, die sehr häufig als Motive für die vegane Ernährung genannt werden, sind laut Marktforschungsinstitut *Skopos*, gesunde Ernährung, Klimaschutz und Welternährung. Grundsätzlich kann auch diese Aussage bestätigt werden. Der Umweltschutz und die Gesundheit, sind ebenfalls Punkte, die von den meisten befragten Veganern angesprochen wurden. Lediglich der Aspekt der Welternährung wurde in keinem Interview erwähnt. Unter dem Punkt der Gesundheit nannten einige Probanden ein allgemeines Wohlbefinden des Körpers, zudem wurde der Veganismus als gesunde Ernährungsform eingeschätzt. In Zusammenhang mit dem Umweltschutz wurde in einem Interview explizit das Thema der Regenwaldabholzung angesprochen. Nachdem thematisiert wurde welche Gründe für einen veganen Lebensstil sprechen, folgten die Auslöser, die letztendlich zu einer veganen Ernährung führen können. Die Entscheidung zu einem veganen Lebensstil wurde meist durch den Erhalt von Informationen ausgelöst. Die Aussage der Literaturanalyse, dass eine Änderung des Lebensstils mit dem Erhalt von Wissen zusammenhängt, bestätigte sich in allen vier Interviews.

Im weiteren Verlauf wurden die Veränderungen beschrieben, die durch den Veganismus entstehen. Zusammenfassend kann gesagt werden, dass von allen Befragten grundsätzlich Veränderungen wahrgenommen wurden. Seelische Veränderungen waren dabei von größerer Bedeutung als körperliche. Veränderungen in Bezug auf die Gesundheit wurden schon im Ergebnisteil der Literaturanalyse thematisiert. Demnach ist die Gruppe der Vegetarier/Veganer vom gesundheitlichen Nutzen ihrer Ernährungs- und Lebensform durchweg überzeugt, dabei berichten Veganer am häufigsten über die Verbesserung ihres gesundheitlichen Wohlbefindens (Leitzmann et al. 1996: 254). Neben dem gesundheitlichen Nutzen, sind körperliche Energie sowie eine Verbesserung des Wohlbefindens und der Sinneswahrnehmung, Punkte die von den Veganern genannt wurden. Psychische Veränderungen wurden von allen Probanden beschrieben. Dabei wird der Veganismus als Möglichkeit der Kompensation von negativen Themen als wichtiger Punkt gesehen, durch den eine seelische Veränderung erreicht werden kann. Weiterhin wird der Stolz auf sich selbst und das Anregen anderer Personen als seelische Bereicherung gesehen. Durch den Wandel der Lebensweise können jedoch nicht nur Verbesserungen im psychischen Bereich entstehen, sondern ebenfalls Verschlechterungen. Durch die Auseinandersetzung mit negativen Themen wurden Wut und Traurigkeit hervorgerufen. Die zwei folgenden Kategorien, in denen weitere Veränderungen aufgegriffen wurden, entstanden durch die Gespräche mit den Veganern. Die erste thematisierte die Entwicklung, dass tierische Lebensmittel von den Probanden zum Teil nicht mehr als Nahrungsmittel empfunden werden. Die zweite greift das mangelnde Wissen oder Bewusstsein gegenüber tierischen Produkten auf, was der veganen Ernährung vorausgegangen ist. Diese Unwissenheit wandelte sich mit dem Veganismus zu extremen Gedanken bezüglich tierischen Produkten.

Durch den folgenden Überpunkt wurde das Thema Veganismus und Außenstehende behandelt. Zusammenfassend kann gesagt werden, dass es zum einen darum geht, wie die Thematik des Veganismus von den Veganern nach außen transportiert wird und wie deren Wege der Kommunikation aussehen. Zum anderen wird betrachtet, wie Außenstehende mit dem Thema des veganen Lebensstils umgehen und im direkten Umfeld der befragten Personen reagieren. So greift die erste Kategorie ein Statement auf, das von zwei Veganern gegeben wurde. Dieses besagt, dass das Verurteilen von anderen Menschen grundsätzlich vermieden werden sollte. In der nächsten Unterkategorie dreht es sich um die aktive Kommunikation mit Personen. Aus verschiedenen Gründen berichteten alle Interviewte, dass sie zu ihrem Lebensstil aktiv keine Gespräche mit Externen beginnen. Nachfolgend wird die Kommunikation mit Außenstehenden bei Interesse aufgegriffen. Diese Möglichkeit des Austauschs über den Veganismus wurde von den meisten Befragten angesprochen. Neben diesem Aspekt wurden noch weitere Formen genannt, die die Kommunikation nach außen möglich machen. Einer der Befragten sieht die positive Darstellung des Veganismus durch Sport und Gesundheit als besonders wichtig an. Über diese Aspekte möchte er den veganen Lebensstil positiv darstellen und auf eine positive Art und Weise in die Öffentlichkeit transportieren. In einem weiteren Interview wurde zudem die Aktivität auf Social Media Plattformen angesprochen, über die dezent und freundlich auf den Veganismus aufmerksam gemacht werden kann. Im weiteren Verlauf folgten positive sowie negative Reaktionen in Bezug auf den veganen Lebensstil. Eine Aussage der Literaturanalyse besagt, dass Vegetarier/ Veganer bei der Umstellung der Ernährung auf Wiederstand und Unverständnis anderer Menschen treffen können (Leitzmann et al. 1996: 36). In den Interviews wurden Vorkommnisse wie diese geschildert, zudem konnten die Befragten aber auch von positiven Reaktionen berichten. In der abschließenden Unterkategorie dieser Thematik, wurde von allen Interviewten bestätigt, dass direkte Anfeindungen oder Kritik bezüglich ihres veganen Lebensstils ausblieben. Allerdings wurde in diesem Zusammenhang deutlich, dass eine Konfrontation und Auseinandersetzung mit provokativen Sprüchen vorkommen kann.

Im nachfolgenden Überpunkt wurden die positiven und nachteiligen Aspekte des Veganismus hinterfragt. Für die Befragten bringt der Veganismus sowohl eine Vielzahl positiver Aspekte, als auch mehrere negative mit sich. Durch positive Aspekte wird der vegane Lebensstil für die Befragten oft zu einer Bereicherung. Die Rechte der Tiere, die durch den Veganismus vertreten werden, ist in diesem Zusammenhang ein häufig genannter Punkt. Neben den Punkten der Bereicherung wurden ebenso Kritikpunkte am Veganismus angesprochen. Zu Beginn wurde dabei die Trendbewegung des Veganismus kritisiert sowie die fehlende Offenheit der allgemeinen Gruppe der Veganer. Grundsätzlich wurden aber wesentlich mehr positive Aspekte aufgezeigt, eine befragte Person konnte keinen Kritikpunkt nennen, das zeigt, dass der Veganismus grundsätzlich eher eine Bereicherung für die Befragten darstellt.

Wird die Thematik der Frustration und Motivation zusammengefasst, kann gesagt werden, dass Frustrationen bei allen Befragten vorkommen. Diese hängen allerdings meist nur im weiteren Sinne mit dem Veganismus zusammen, ein Beispiel ist ein gewisser Weltschmerz über den Zustand der Erde. Wege der Motivation wurden hingegen von wenigen Befragten geschildert. Beschrieben wurden dabei die Zufriedenheit mit sich selbst und den eigenen Leistungen als Möglichkeiten der eigenen Motivation.

In der letzten Überkategorie wurden die Ergebnisse der qualitativen Sozialforschung mit einem Ausblick abgeschlossen. Dabei wurden zunächst kritische Aspekte behandelt, die über den Veganismus an sich hinausgehen und nicht direkt mit ihm zusammenhängen. Kritik wurde dabei von den interviewten Personen gegenüber Menschen, die vor Problemen die Augen verschließen und gegenüber Medien, die den Veganismus falsch darstellen, geäußert. In der folgenden Kategorie wurde die Frage nach einer Änderung des Lebensstils von allen Befragten verneint. Eine Änderung wäre bei einigen Probanden nur in extremen Situationen, wie das Leiden von Hunger vorstellbar. Die abschließende Unterkategorie fasst die Ratschläge zusammen, die Menschen bei einer Umstellung zu einem veganen Lebensstil helfen können. Von allen befragten Personen wurde eine langsame und überlegte Umstellung empfohlen. Zudem wird eine gute Information zum Thema des Veganismus als wichtig angesehen.

7 Schluss

In dieser Arbeit wurde der Veganismus als Lebensstil behandelt sowie die Faktoren, die diesen beeinflussen. Durch die vier durchgeführten Interviews mit insgesamt fünf Veganern wird vor allem ein Punkt besonders deutlich, die Bezeichnung des Veganismus als Lebensstils ist durchaus zutreffend. Wie schon in der Einleitung erläutert, werden bestimmte Regelmäßigkeiten, die den Alltag einer Person gestalten, als Lebensstil bezeichnet (Schäfers et al. 2016: 270). Als Regelmäßigkeit kann dabei die pflanzliche Ernährung gesehen werden, die den Alltag eines jeden Veganers ausmacht. Für die befragten Personen wird dieser Lebensstil allerdings nicht nur über eine pflanzliche Ernährungsform definiert, sondern auch über viele weitere Aspekte. Darüber hinaus beeinflusst der Veganismus nicht nur Kaufentscheidungen im Lebensmittelbereich, sondern auch in anderen Bereichen des Lebens. Der Tierschutz bildet für viele Veganer dabei den wichtigsten Aspekt. Durch den Verzicht auf tierische Lebensmittel soll die industrielle Tierproduktion und die damit zusammenhängenden Prozesse, wie Aufzucht, Transport und Schlachtung, nicht unterstützt werden. Die Hauptfunktion eines Lebensstils, in Bezug auf das Handeln, ist die Sicherung und Vermittlung personaler und sozialer Identität (Lüdtke 1989: 40). Über den eigenen Lebensstil soll also Identität gesichert und nach außen vermittelt werden. Identität beschäftigt sich im Allgemeinen mit der Frage, wer man selbst ist (Klotter 2016: 1). Ein wesentliches Kennzeichen der Identität der alternativen Esser, in diesem Fall der Veganer, zeigt sich in Zusammenhang mit dem Tierschutzmotiv sehr deutlich. Identität stellt dabei einen gewissen Schutz gegenüber dem Verdacht sich mit Essen schuldig zu machen (Klotter 2016: 11). Zudem wollen Alternativ-Esser nicht verleugnen, dass mit tierischen Lebensmitteln, genauer mit Fleisch, ein Tötungsakt zusammenhängt. Grundsätzlich wird in diesem Zusammenhang die Schuld jedoch nicht durch den Verzicht auf Produkte von Tieren umgangen. So zählen nicht nur Tiere zu der Gruppe der Lebewesen, auch Pflanzen fallen darunter. In diesem Fall können Dankbarkeit und Wertschätzung Möglichkeiten darstellen, um mit dieser Schuld umzugehen. (Klotter 2016: 31 ff.)

Wertschätzung kann vor allem gegenüber der Tatsache aufgebracht werden, dass Nahrung zumindest in Deutschland und anderen Industrienationen kein rares Gut mehr ist und im Überfluss vorhanden ist. Nur durch einen solchen Zustand können sich Menschen den Luxus erlauben bestimmte Nahrungsmittel zu verschmähen. Ein Hungerleiden ist nicht mehr nötig. Vielmehr hat sich eine ganze Industrie hinter der Ernährung der Menschen gebildet. Genau aus diesem Grund findet ein

Umdenken in die entgegengesetzte Richtung statt, in der unter anderem auch die industrielle Tierproduktion hinterfragt wird.

Der Aspekt der Dankbarkeit kann durch die Interviews in Bezug darauf gesehen werden, dass die Alternativ-Esser durch ihren veganen Lebensstil einen Weg gefunden haben, mit der Schuld, die durch das Tierleid entsteht, umzugehen. Doch nicht nur der Schutz der Tiere spielt im Veganismus eine wichtige Rolle, sondern auch weitere Motive. Der Umweltschutz und die Gesundheit stellen Faktoren dar, die vegane Lebensstile ebenfalls beeinflussen. Ausgelöst wird die Änderung des Lebensstils letztendlich meist durch den Erhalt von Informationen. Ist die Entscheidung zur Umstellung des Lebensstils gefallen, kann diese sowohl langsam als auch spontan ablaufen.

Wird die vegane Ernährung an sich betrachtet, wird zu Beginn der Arbeit deutlich, dass selbst unter verschiedenen Ernährungsgesellschaften keine einheitliche Meinung vorherrscht. Die *DGE* spricht sich eher kritisch gegenüber dem Veganismus aus, die amerikanische *Academy of Nutrition and Dietetics* äußert sich grundsätzlich positiv. Diese Uneinigkeit unter den Gesellschaften bezieht sich allerdings hauptsächlich auf die gesundheitlichen Aspekte der veganen Ernährung.

Durch diese Bachelor Thesis wird gezeigt, dass die Ernährung zwar einen wichtigen Teil des Veganismus ausmacht, die Entscheidung dazu und der Lebensstil hängen allerdings mit weitaus mehr Aspekten zusammen. So bildet die pflanzliche Ernährung für Veganer zwar den Grundstein ihres Lebensstils, beeinflusst wird dieser jedoch von vielen weiteren Faktoren. Vor allem die Motive und Auslöser spielen eine wichtige Rolle, wodurch die Entscheidung zur veganen Lebensweise getroffen wird und den veganen Lebensstil zu einer Art Überzeugung machen. Durch die qualitative Sozialforschung wurde erkannt, dass der Veganismus für die Praktizierenden oft eine Bereicherung darstellt. Allerdings ist auch das Auftreten von Schwierigkeiten mit diesem Lebensstil verbunden.

Durch diese Arbeit konnte eine Vielzahl von Faktoren aufgezeigt werden, die den veganen Lebensstil der befragten Personen beeinflussen. Zweifel gegenüber dem Veganismus, wie ihn die *DGE* äußerte, wurden von den Veganern in keiner Weise ausgesprochen. Zudem kann gesagt werden, dass der Veganismus für die interviewten einen Lebensstil darstellt, den sie nicht mehr ändern möchten.

Quellenverzeichnis

ADA (2003): Position of the American Dietetic Association and Dietitians of Canada: Vegetarian diets. Online unter: https://www.vrg.org/nutrition/2003_ADA_position_paper.pdf (letzter Abruf: 12.04.2019)

Agraratlas (2019): Agrar-Atlas. Daten und Fakten zur EU-Landwirtschaft. 1. Auflage. Heinrich-Böll-Stiftung, Bund für Umwelt und Naturschutz Deutschland, Le Monde. Diplomatique. Online unter: https:/www.boell.de/sites/default/files/agraratlas2019_web.pdf?dimension1=ds_agraratlas_2019 (letzter Abruf: 08.02.2019)

American Academy of Nutrition and Dietetics (2015): Position of the Academy of Nutrition and Dietetics: Vegetarien Diets. Online unter: https://www.eatrightpro.org/~/media/eatrightpro%20files/practice/position%20and%20practice%20papers/position%20papers/vegetarian-diet.ashx (letzter Abruf: 12.04.2019)

BfR (2017): Vegane Ernährung als Lebensstil. Motive und Praktizierung. Online unter: https://mobil.bfr.bund.de/cm/350/vegane-ernaerung-als-lebensstil-motive-und-praktizierung.pdf (letzter Abruf 12.04.2019)

Biesalski H. K., Grimm P., Nowitzki-Grimm S. (2015): Taschenatlas der Ernährung. 6. Auflage. Stuttgart. Georg Thieme Verlag KG.

Bommert W. (2009): Kein Brot für die Welt. 2. Auflage. München: Riemann Verlag

Brüsemeister T. (2008): Qualitative Forschung. Ein Überblick. 2. Auflage. Wiesbaden: VS Verlag für Sozialwissenschaften

Bundesamt für Justiz (2019): Tierschutzgesetz. Online unter: https://www.gesetze-im-internet.de/tierschg/BJNR012770972.html (letzter Aufruf: 10.02.2019)

Bundesministerium für Ernährung und Landwirtschaft (2016): Ökobarometer 2016. Online unter: https://www.bmel.de/SharedDocs/Downloads/Ernaehrung/Oekobarometer2016.pdf?_blob=publicationFile (letzter Aufruf: 11.02.2019)

Deutscher Tierschutzbund e.V. (2019): Tierversuche für Kosmetik in der Übersicht. Online unter: https://www.tierschutzbund.de/fileadmin/user_upload/Downloads/Broschueren/Faltblatt_Tierversuche_fuer_Kosmetik.pdf (letzter Abruf: 10.02.2019)

Deutsche Stiftung Weltbevölkerung (2019): Weltbevölkerung. Online unter: https://www.dsw.org/weltbevoelkerung/ (letzter Abruf: 29.04.2019)

Duden (2019): Tierschutz. Online unter: https://www.duden.de/rechtschreibung/Tierschutz (letzter Abruf: 10.02.2019)

EFSA (2017): Lebensmittel zugesetzte Nitrite und Nitrate. Online unter: https://www.efsa.europa.eu/sites/default/files/corporate_publications/files/nitrates-nitrites-170614-DE.pdf (letzter Abruf: 12.02.2019)

Fenner D. (2008): Ethik. Tübingen: UTB basics A.Francke

Fleischatlas (2018): Fleischatlas. Daten und Fakten über Tiere als Nahrungsmittel. 2. Auflage. Heinrich-Böll-Stiftung, Bund für Umwelt und Naturschutz Deutschland, Le Monde Diplomatique. Online unter: https://www.bund.net/fileadmin/user_upload_bund/publikationen/massentierhaltung/massentierhaltung_fleischatlas_2018.pdf (11.04.2019)

Grube A. (2009): Vegane Lebensstile – Diskutiert im Rahmen einer qualitativen/quantitativen Studie. 3. Auflage. Stuttgart. Ibidem-Verlag

Heinze T. (2001): Qualitative Sozialforschung. Einführung, Methodologie und Forschungspraxis. München, Wien: Oldenbourg Verlag.

IFH Köln (2016): Pressemitteilung – Vegan-Boom: Kernmarkt der vegetarischen und veganen Lebensmittel wächst auf 454 Millionen Euro. Online unter: https://www.ifhkoeln.de/fileadmin/pressreleases/2016/160222_Vegan-Boom_Kernmarkt_der_vegetarischen_und_veganen_Lebensmittel_waechst_auf_454_Millionen_Euro.pdf (letzter Abruf: 18.01.2019)

Industrieverband Heimtierbedarf e.V. (2018): Zahl der Heimtiere in Deutschland deutlich gewachsen. In fast jedem zweiten Haushalt lebt ein Heimtier – Tendenz steigend. Online unter: https://de.statista.com/themen/174/haustiere/ (letzter Abruf: 16.02.2019)

IPCC (2007): Klimaänderung 2007 – Synthesebericht. Online unter: https://www.ipcc.ch/site/assets/uploads/2018/08/IPCC2007-SYR-german.pdf (letzter Abruf: 25.02.2019)

Kahle C. für tagesschau.de (2009): Kühe als Klimasünder. Online unter: https://www.tagesschau.de/klima/hintergruende/klimalandwirtschaft100.html (letzer Abruf: 18.02.2019)

Klotter C. (2016): Identitätsbildung über Essen. Ein Essay über

„normale"

und alternative Esser. Wiesbaden: Springer Fachmedien

Kreutz H. (2017): Vegan ist Trend – Die Produktvielfalt nimmt zu. Bundesamt für Ernährung: Online unter: https://www.bzfe.de/inhalt/vegan-ist-trend-31169.html (letzter Aufruf: 14.01.2019) (letzter Abruf: 17.01.2019)

Lamnek S., Krell C. (2016): Qualitative Sozialforschung. Online Material. 6. Auflage. Weinheim, Basel: Beltz. Online verfügbar unter: https://www.beltz.de/fileadmin/beltz/downloads/OnlinematerialienPVU/28269_Lamnek/(2)_Qualitatives_Interview/Transkriptionsregeln.pdf (letzter Abruf: 09.01.2019)

Leitzmann C. (2018): Veganismus – Grundlagen, Vorteile, Risiken. 1. Auflage. München: Verlag C.H. Beck oHG

Leitzmann C., Keller M. (2010): Vegetarische Ernährung. 2. Auflage. Stuttgart. Verlag Eugen Ulmer KG

Leitzmann C., Hahn A. (1996): Vegetarische Ernährung. Stuttgart: Eugen Ulmer GmbH & Co. KG.

Lesch H., Kamphausen K. (2017): Die Menschheit schafft sich ab. Die Erde im Griff des Anthropozän. 2. Auflage. München: Komplett-Media GmbH

Lüdtke H. (1989): Expressive Ungleichheit. Zur Soziologie der Lebensstile. Opladen: Leske u. Budrich

Mayring P. (2015): Qualitative Inhaltsanalyse. Grundlagen und Techniken. 12. Auflage. Weinheim: Beltz Verlagsgruppe

Meeresatlas (2017): Meeresatlas. Daten und Fakten über unseren Umgang mit dem Ozean. 2. Auflage. Heinrich-Böll-Stiftung Schleswig-Holstein, Heinrich-Böll-Stiftung (Bundesstiftung), Kieler Exzellenzcluster

„Ozean der Zukunft", Le Monde Diplomatique. Online unter: https://www.boell.de/sites/default/files/web_170607_meeresatlas_vekt or_v102_1.pdf?dimension1=ds_meeresatlas (letzter Abruf: 29.01.2019)

Mey G.; Mruck K. (2007): Qualitative Interviews. In: Naderer, C.; Balzer, E.: Qualitative Marktforschung in Theorie und Praxis. Grundlagen, Methoden und Anwendungen. Wiesbaden: Gabler. Online Veröffentlichungsversion unter: https://www.ssoar.info/ssoar/bitstream/handle/document/299/ssoar-2007-mey_et_al-qualitative_interviews.pdf?sequence=1 (letzter Abruf: 15.03.2019)

Reichert T. (2012): Weitblick. Zeitung für eine globale Gerechte und Zukunftsfähige Politik. Klimawandel macht Hunger. Germanwatch. Online unter: https://www.germanwatch.org/sites/germanwatch.org/files/weitblick/6 841.pdf (letzter Abruf: 29.01.2019)

Richter M., Boeing H., Grünewald-Funk D., Heseker H., Kroke A., Leschik-Bonnet E., Oberritter H., Strohm D., Watzl B for the German Nutrition Society (DGE) (2016): Vegane Ernährung – Position der Deutschen Gesellschaft für Ernährung (DGE). Ernährungs Umschau 63(04) 92-102: Online unter: https://www.ernaehrungs-umschau.de/fileadmin/Ernaehrungs-Umschau/pdfs/pdf_2016/04_16/EU04_2016_M220-M230_korr.pdf (letzter Abruf: 12.04.2019)

Rogge K.-E. (1995): Methodenatlas für Sozialwissenschaftler. Berlin, Heidelberg: Springer-Verlag

Schäfers B., Korte H. (2016): Einführung in die Hauptbegriffe der Soziologie. 9. Auflage. Wiesbaden: Springer Fachmedien

Statista (2019): Statistiken zu Haustieren in Deutschland. Online unter: https://de.statista.com/themen/174/haustiere/ (letzter Abruf: 03.02.2019)

Skopos (2016): 1,3 Millionen Deutsche leben vegan: Online unter: https://www.skopos-group.de/news/13-millionen-deutsche-leben-vegan.html (letzter Abruf: 11.01.2019)

Statista (2016): Länder mit dem höchsten Anteil von Vegetariern an der Bevölkerung weltweit. Online unter: https://de.statista.com/statistik/daten/studie/261627/umfrage/anteil-von-vegetariern-und-veganern-an-der-bevoelkerung-ausgewaehlter-laender-weltweit/ (letzter Abruf: 28.01.2019)

Statista (2019): Konsum von Fleisch weltweit nach Fleischarten in den Jahren 2012 bis 2019 (in 1.00 Tonnen). Online unter: https://de.statista.com/statistik/daten/studie/296612/umfrage/konsum-von-fleisch-weltweit-nach-fleischart/ (letzter Abruf: 03.05.2019)

Strauß M. (2018): Art Gerecht. 13 Thesen zur Zukunft des Homo Sapiens. Stuttgart: Franckh-Kosmos Verlag-GmbH & Co. KG

Strübing J. (2013): Qualitative Sozialforschung. Eine komprimierte Einführung für Studierende. München: Oldenbourg Wissenschaftsverlag

Umweltbundesamt (2018): Beitrag der Landwirtschaft zu den Treibhausgas-Emissionen. Online unter: https://www.umweltbundesamt.de/daten/land-forstwirtschaft/beitrag-der-landwirtschaft-zu-den-treibhausgas#textpart-1 (letzter Abruf: 31.01.2019)

Umweltbundesamt (2018): Fakten zur Nitratbelastung in Grund- und Trinkwasser. Online unter: https://www.umweltbundesamt.de/themen/fakten-zur-nitratbelastung-in-grund-trinkwasser (letzter Abruf: 04.02.2019)

Umweltbundesamt (2018): FAQs zu Nitrat im Grund- und Trinkwasser. Online unter: https://www.umweltbundesamt.de/faqs-zu-nitrat-im-grund-trinkwasser#textpart-1 (letzter Abruf: 04.02.2019)

Umweltbundesamt, UNFCCC Submission (2018): Berichterstattung unter der Klimarahmenkonvention der Vereinten Nationen und dem Kyoto-Protokoll 2018 – Nationaler Inventarbericht zum Deutschen Treibhausinventar 1990-2016. Online unter: https://www.umweltbundesamt.de/sites/default/files/medien/1410/publikationen/2018-05-24_climate_change_12-2018_nir_2018.pdf (letzter Abruf: 05.02.2019)

Umweltbundesamt (2017): Lachgas und Methan. Online unter: https://www.umweltbundesamt.de/themen/boden-landwirtschaft/umweltbelastungen-der-landwirtschaft/lachgas-methan (letzter Abruf: 31.01.2019)

Umweltbundesamt (2014): Ammoniak. Online unter: https://www.umweltbundesamt.de/themen/luft/luftschadstoffe/ammoniak (letzter Abruf: 31.01.2019)

VEBU (2019): Warum Tierrechte wichtig sind. Online unter: https://vebu.de/tiere-umwelt/tierrechte/ (letzter Abruf: 07.02.2019)

VEBU (2016): 23. Weltvegantag: Eine Millionen Menschen in Deutschland leben vegan. Online unter: https://vebu.de/pressemitteilung/2016-10-23-weltvegantag-eine-million-menschen-in-deutschland-leben-vegan/ (letzter Abruf: 12.04.2019)

VEBU (2010): Deutsche Gesellschaft für Ernährung:

„Wir empfehlen vegetarische Dauerkost". Online unter: https://vebu.de/leben-lifestyle/interviews/deutsche-gesellschaft-fuer-ernaehrung-empfehlen-vegetarische-dauerkost/ (letzter Abruf: 04.05.2019)

Wellburn A. (1997): Luftverschmutzung und Klimaänderung – Auswirkungen auf Flora, Fauna und Mensch. Berlin, Heidelberg: Springer-Verlag

WWF (2014): Schwere Kost für Mutter Erde. Verzehrgewohnheiten, Lebensmittelverluste, Konsequenzen. Online unter: https://www.wwf.de/fileadmin/fm-wwf/Publikationen-PDF/WWF-Studie_Fleisch_Zusammenfassung.pdf (letzter Abruf: 12.04.2019)